八部金刚功

米晶子 著

黄中宫道观 校订

中医古籍出版社

Publishing House of Ancient Chinese Medical Books

图书在版编目（CIP）数据

八部金刚功·八部长寿功 / 米晶子著 ； 黄中宫道观修订.　—北京：中医古籍出版社，2021.9（2022.8重印）

ISBN 978-7-5152-2281-3

I.①八… II.①米…②黄… III.①道教－气功 IV.①R214

中国版本图书馆CIP数据核字(2021)第021445号

八部金刚功 · 八部长寿功

责任编辑	张磊	
装帧设计	今亮後聲 HOPESOUND 2580590616@qq.com · 郭维维	
出版发行	中医古籍出版社	
社　　址	北京市东城区东直门内南小街16号（100700）	
电　　话	010-64089446（总编室）010-64002949（发行部）	
网　　址	www.zhongyiguji.com.cn	
印　　刷	三河市中晟雅豪印务有限公司	
开　　本	787mm×1092mm 1/16	
印　　张	16.5	
字　　数	53千字	
版　　次	2021年9月第1版 2022年8月第5次印刷	
书　　号	ISBN 978-7-5152-2281-3	
定　　价	98.00元	

前　言

　　中国的道教文化博大精深，源远流长。其摄生、养生之术，素为世人视为瑰宝。生死之道，重"炁""體"二字。"炁"生万物，"體"包万物。"炁"为"體"之本，"體"为"炁"之寓。无"炁"不成"體"，无"體""炁"不存。故讲道不离体，离体不为道。"炁""體"即道德，即性命，即内外，即阴阳。《黄帝内经》曰："阴阳者，天地之道也，万物之纲纪，变化之父母，生杀之本始，神明之府也。"又曰："上古有真人，提挈天地，把握阴阳，呼吸精气，独立守神，肌肉若一，故能寿敝天地，无有终时，此其道生。"

　　金刚长寿功是我国道家祛病强身、健康长寿的一套秘不外传的优秀功法，由外八部金刚功和内八部长寿功两部功法组成。金刚功为阳，为刚，为外，为显，为离，为火，为乾，为体，为后天，为基础；长寿功为阴，为柔，为内，为隐，为坎，为水，为坤，为神，为先天，为上乘。修炼金刚长寿功，实为内外结合、刚柔结合、乾坤结合、坎离结合、先天之气与后天脏腑五谷水化精微之气结合。长期习练可以达到"天人合一"、虚空无为的境界和性命双修、阴阳平衡、祛病健身、延年益寿的目的。

金刚功练外功，练形体，练五脏六腑，通过双臂一横一直，用刚性内劲之气疏通全身的经脉。坚持习练能调节、理顺四肢，使身躯、骨骼、关节的连接舒畅；能调整身体中柱（脊椎）的某些变形与错位，协调五脏六腑运作，排除体内病气，强身健体。

外气动则诱发内气，内气动则带动外气。先天炁赖后天气培育充养，后天气得先天炁以活力资助。故金刚长寿功刚柔互辅，内外交融，阴阳相合，实为道家养生长寿之上乘功法。

本功法不分男女老幼，均宜习练。不论肥瘦病残，不讲东西南北，不拘室内野外，皆可习练。少壮练之，长智长力；老人练之，延年益寿；健者练之，增气增力；病者练之，祛疾扶正；胖者练之，正常减肥；瘦者练之，体重增加；不出偏差，更无走火入魔之虞。金刚功外刚，强劲好动，象征阳气方刚，宜在清晨阳光快出时，选择一幽静环境习练，让全身金刚之阳气与朝阳相映同辉。

守株待兔，固不可取；叶公好龙，亦非所宜。临渊羡鱼，不如退而结网；亡羊补牢，何如未雨绸缪。入门引路须口授，功夫无息法自求。欲健壮而长寿，长寿还健壮者，朝练"金刚"，夜练"长寿"，百天四月，自己可知，亲友可见，长期坚持，倒唤甘蔗，渐入佳境！贫道讲求实际，不爱多言。

"道生之，德蓄之"。金刚长寿功讲德。若恬淡虚无，心神宁谧，豁达开朗，顺应自然，人之元炁必定聚集，周流于身，长寿则不难矣！

金刚长寿功为历代单传之功法，知者甚少。由于历代皆是口传，无文字留下，故社会上尚无此功法，道友中亦无流传。吾十七岁于华山遇师刘明苍而出家，承传此功，八十四载习练不辍，获益殊深。今虽年居百岁有余，因得师之法，又承天施大恩，体格还算硬朗。

为弘扬祖国道教文化，为炎黄子孙乃至全人类的文明昌盛、福寿康宁，遵循祖师"代代传，不能断"之遗训，将此单传口授之秘法，结合自身八十余年修炼之心得，整理成文，公诸于世，以期对众生做微薄贡献，使功德更大圆满。愿历代祖师颔首微笑，助我修成大道也。

中国道教全真龙门派第二十一代

米晶子

自 序

　　余自十七岁于华县半截山碧云庵参入道门，就志学道，参生死之变，习长生之术。尝于北京白云观藏经楼偶得《太清元道真经》一部，直指生死，长生久视，至道不烦也。指示修道本体，安静和柔，不移自性，常守虚无，湛然不劳，乃得自然之道也。

　　道祖为万法之王，玄之又玄，真空妙有，妙有真空，即是先天一点真阳之光。以道心观天心，真阳发动处，当用之时，元神、元炁，同称谓玄。元炁谓玄，元神谓玄之又玄。静者为性，动为元神。

　　燃灯佛，两目之光也，住西天极乐国雷音寺。道祖，住真空无极真境静土之天。余常对门下弟子言：儒释道三家，同是一母生，何须争上下。一母者乃先天一点灵火之光，性也。佛曰众生平等，道谓至善之地、性命之源、造化之理也。邱祖曰："人生先生两目，死先死两目。"又曰："一目之中，元精、元炁、元神，皆在内也。"《素问》曰："人之一身精华上注于目。"学者思之，慎之，慎之。

　　住眼于心神，二目之光，乃是元神真意之体，即真性也。千佛万祖皆不肯说破此光真性，今泄天机，难免天谴。作诗一首：

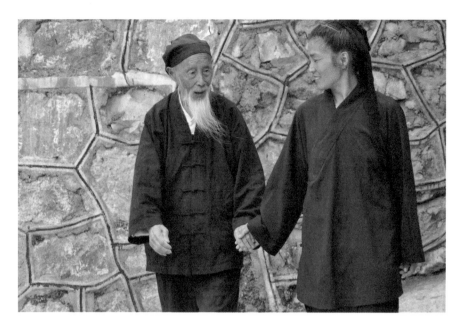

左为张至顺道长，右为许理慧道长

巽风吹到水面上，

海底常送无油灯。

千言万语难说尽，

一字道破定南针。

米晶子

壬辰三月初三日书

再版序

　　大道恒久，时光荏苒。不觉间，恩师张至顺道长已登真五载有余。

　　为延续师父之志，弘扬道家文化，我们决定将师父的三本著作《炁体源流》《八部金刚功》和《米晶子济世良方》校订完善后再版。同时将《八部长寿功》总结成文与《八部金刚功》联璧出版。

　　其中，《炁體源流》是本门修炼丹道的根本经典，书中汇集了《道藏》中最上层丹法的修行精华方法。有志修道成真者，可以相互参学。此次再版补充了小部分内容，增加了师父的部分修行笔记。希望能为同修道友在修行上提供帮助，使大家可以更好地学习和体悟大道。

　　八部金刚功是疏通经络、祛病养生之功法。古人于山中修行，山中多寒湿，且饮食难全，身体易生疾病。此功法本是祖师传与山中道人强身健体之功法。相传为张紫阳真人所创，历代祖师秘传口授，不曾外传。师父见现代社会难治之病越来越多，十分心痛，故将此功法公布于世。八部金刚功讲究呼吸自然，不用意念，五指并拢，方拳握紧，全身放松。

　　八部长寿功是静功的基础，是辅助丹功炁体运行的内经功法。与金刚功一刚一柔，一阴一阳，互为倚衬，相互结合，共同练习，其效不可尽述。

《米晶子济世良方》是师父行医时，所保存的行之有效的医方，其中既有诸家著述，也有道门同修、各地乡医感师之普济而无所取，赠予的家传秘方。此次再版，在原版的基础上增加了师父过去常用的清代王清任《医林改错》中的方剂，供有需要的人和有志于从医及有一定中医基础者研究学习。书中药方中的药名、药性及用量都沿用以前师父的记录。由于现代人与古人的语言、环境差异，再加上现代药材的制作变化，药方的功效及实用性都有可能发生了改变，希望读者多多留心注意这一点。

借此次再版的机会，特别感谢参与黄中宫建设和各地自发推广金刚长寿功的善信道友，以及在《炁体源流》《八部金刚功·八部长寿功》《米晶子济世良方》的出版、再版、校订工作中，对我们鼎力支持的十方善信，感恩大家的一路相伴同行。

诚心学道修真者当精进修行，自有祖师护佑。

辛丑年二月十五日
中国道教全真龙门派第二十二代许理慧号文极子书于黄中宫

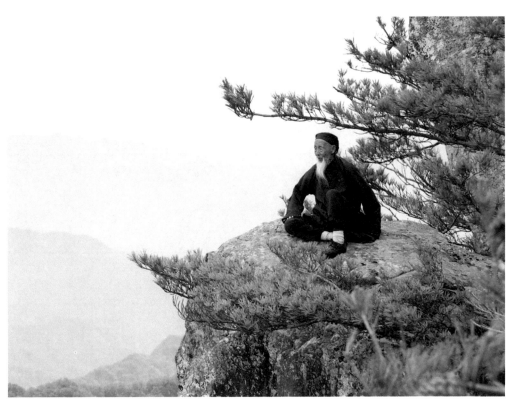

图为张至顺道长

目 录

养浩然之气，炼金刚之体

——张至顺道长简介

张至顺道长，道号米晶子，又号九曲回阳道人，河南省沈丘县人。生于 1912 年，正值民国初，战乱灾荒交加，七岁时因家境贫困离家乞讨，十二岁随师学艺，十七岁在华山拜刘明苍道长为师。在道观，他从事杂役，终日劳苦，磨练心志，因道心清明且在修炼上独辟蹊径，被师父授以真传，为中国道教全真龙门派第二十一代传人。

张至顺道长终生清修，苦己利人，顺应自然。

他心地虔诚，奉师如父，恪守门训，不曾逾越；

他离尘脱俗，研读道经，专心修炼，把握阴阳造化之妙，立志攀登丹道之巅峰；

他长途跋涉，忍饥挨饿，苦行募化，积累资财，修建一座又一座道观；

他谦恭好学，广交良师益友，掌握针、灸、药、按跷、导引等中医医术，急人之急，为许许多多的疑难重病患者除疾救命；

他心无挂碍，洒脱飘逸，云游四方，随缘度化。

历经风风雨雨，道长志坚笃行，功具德备，在修炼上达到极深的造诣，曾被同辈道友羡称为"水上漂""七九道人""八卦神仙"。

张至顺道长修炼八十多年的惊人成就之一，就是他那金刚长寿之躯。虽百岁高龄，但仍耳聪目明，思维敏捷，肌肉结实，肢体灵巧，语音洪亮，步履矫健，其体格之健壮世所罕见，是道家"长生久视之道"的亲身实践人。

道长解放前隐世修炼，解放后曾任陕西省宝鸡县人民代表，中国道教协会常务理事，全国重点宫观陕西周至楼观台（道教祖庭）监院，山东崂山太清宫、南岳玄都观知客，湖南张家界明元宫道长，湖南慈利五雷山道教协会会长，海南省玉蟾宫名誉方丈，陕西省八仙宫名誉监院，江苏省茅山乾元观茅山书院顾问，湖南省张家界慈利县黄中宫主持等职。

张至顺道长是当今世上的高道。从当年流浪乞讨、清苦出家到今日修养有度、气质非凡，他深深体会到祖国道教的伟大。

有感于国家建设的需要和各种功法鱼龙混杂、真假难辨的现状，为弘扬中国传统文化，提高全民身体素质，本着道教"济世度人"的宗旨和传统，张至顺道长于 1995 年毅然出山，将祖师的秘传和自己毕生修炼所得献之于世，先后在中国的山东、湖南、广东、上海、北京、海南、陕西、江苏、福建、浙江、香港、台湾等地，以及泰国、新加坡等国，传授金刚长寿功和丹道内功。

他对中华传统文化的无比自豪，对炎黄子孙的殷切厚望，深深地感染了众学员；而他的谆谆教导更使学员如入宝山，目不暇接。

八部金刚功、八部长寿功在刘明苍道长师传时比较零散，尤其是八部长寿功后四部的功理部分阐述甚少，经张至顺道长梳理充实，这几百年来单传口授之秘法，形成系统文字，广为世人受用。

功法简介

　　八部金刚功历史悠久，早在唐代已有雏形。到宋代，许多宫观已在推广。元、明至清代早期，已普及到民间，有的异名为"八段锦"。因各门派及个人修炼之不同，心法与动作有所差异。

　　我们现传的这部功法，按内部师承称为八部金刚功（又称外八部），在心法、顺序、招式动作上与八段锦都有很大的不同。现抄录对比如下：

八段锦	金刚功
两手托天理三焦	双手插顶利三焦
左右开弓似射雕	手足前后固肾腰
调理脾胃臂单举	调理脾肤需单举
五劳七伤往后瞧	左肝右肺如射雕
攒拳怒目增气力	回头望足去心疾
两手攀足固肾腰	五劳七伤向后瞧
摇头摆尾去心火	凤凰展翅周身力
背后七颠百病消	两足顿顿饮嗜消

八部金刚功功法的修炼顺序深含妙理。首先从"通利三焦"，发动全身的气机开始。然后，逐个锻炼脏腑。以哪一脏腑为先呢？《黄帝内经》说："肾为心之主，脾为肾之主，肝为脾之主，肺为肝之主，心为肺之主。"按照《黄帝内经》的理论，应先固肾腰。"肾为先天之本"，是人生命的根基。其顺用于外，可以生人；其逆用于己，可以自生。根深叶茂，欲枝叶繁茂，必须先培根本。脾为后天之本，故"固肾腰"之后，接之以"调理脾肤"（肤指皮肤与肌肉之间的细胞组织），继而是"左肝右肺"，然后对最主要的"君主之官"的心脏用"回头望足去心疾"来调理。这个顺序正是《黄帝内经》五脏所示的顺序，具有练一脏、巩固一脏之功用。并在此基础上，对一些潜伏的"五劳七伤"身疾，以"神光向后瞧"来扫除它。这样就可以祛病强身，使身体更加健壮。最后，通过"凤凰展翅周身力"和"两足顿顿饮嗜消"的功法锻炼，使全身经络血脉畅通，消除饮食阻滞，戒除不良嗜好，预防各种疾病，从而达圆满之功效。

预备式

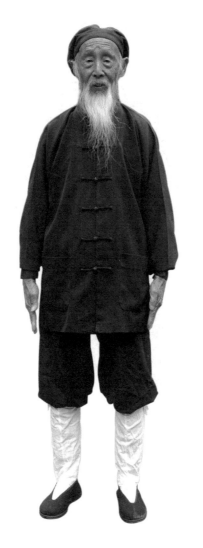

【预-1】预备式是万丈高楼之奠基石，对整部功法有相当重要的作用。

两脚并与肩同宽，身体直立，双手自然下垂置于身体两侧，目视前方。全身放松，心平气和，排除杂念，心静自然。

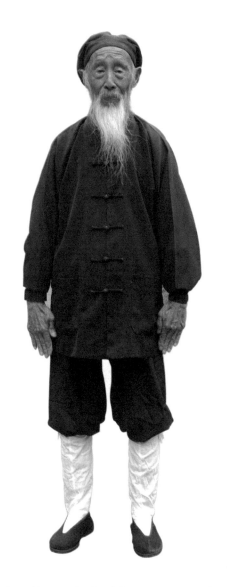

【预-2】左脚向左拉开，与肩同宽。两手五指并拢，手稍用力（暗力），伸直。两臂伸直，双手向体侧略转旋转 45 度，掌心向后稍斜。

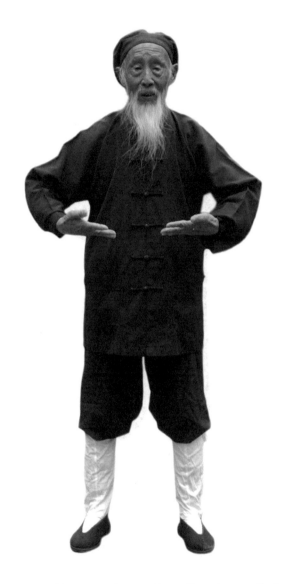

【预-3】两手由体侧向上提至腰部，掌心向上，指尖对肋间。

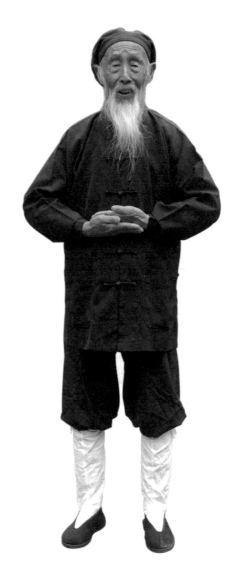

【预 -4】两手继续向前移至腹部，一手在脐上，一手在脐下，两手不分左右，劳宫穴上下相对。气归中宫。

第一部　双手插顶利三焦

三焦是上焦、中焦、下焦的合称。从部位和相关脏腑来说，上焦是指胸膈（胃上端，鸠尾穴）以上部位，包括头、咽喉、上肢、心、肺等；中焦是指胸膈以下至脐以上部位，包括肝、胆、脾、胃等内脏；下焦是指脐以下，包括腹部、腰部、膝部、下肢、肾、大肠、小肠、膀胱等（从病理生理的角度而言，有时下焦还包括肝、胆）。

人的元气发源于肾，借三焦的通道敷布全身，推动各脏腑组织的活动。上焦为雾，中焦如沤，下焦如渎。三焦有宣通气血津液、腐熟水谷、通调水道之功能。手为手三阴、手三阳交会之所。手少阳三焦经起于无名指端之关冲穴（无名指指甲外角一分处），交于足少阳胆经丝竹空穴，与心包经相络。

本部功法自然用力，反掌从头顶直插云霄，牵动了手三阴、手三阳、足三阴、足三阳、任督二脉和奇经八脉，达到利三焦的作用，使头、五脏六腑、四肢的阴阳表里做了一次整体调整，为后面几部功打下基础。同时，每一动作之间，都以握方拳（大拇指与其他四个手指相抵）在中焦为休整。

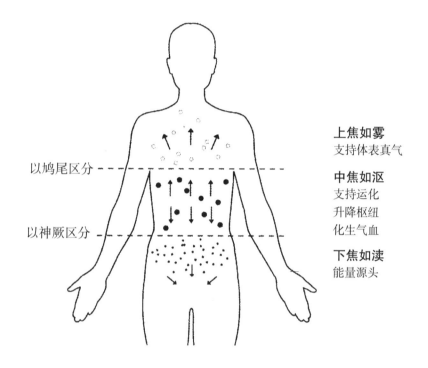

以鸠尾区分 - - - -

以神厥区分 - - - -

上焦如雾
支持体表真气

中焦如沤
支持运化
升降枢纽
化生气血

下焦如渎
能量源头

三焦运行示意图

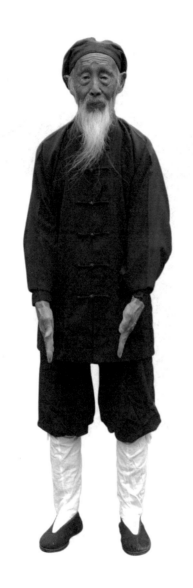

【1-1】五指并拢，两手向下伸直。

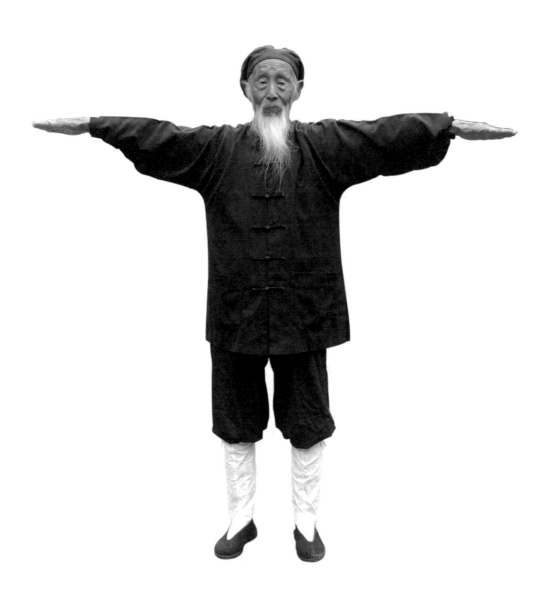

【1-2】直臂，向身体两侧渐举至肩平，掌心向下，稍停。气自然上升。

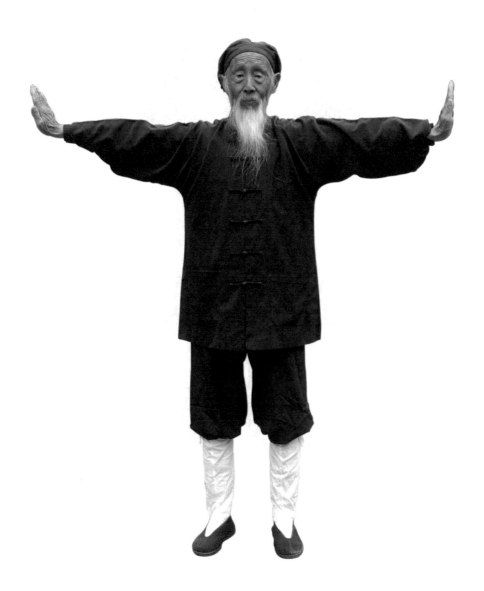

【1-3】两手五指并拢，以腕为轴，用暗力向上翘成立掌，掌心
向外。

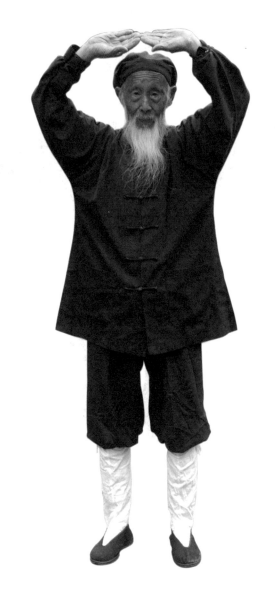

【1-4】曲肘，两手仰掌，向头顶百会穴（头顶正中线与两耳尖连线的交会点）处相靠，中指尖相接，置于百会穴上方约两指高处，稍停。

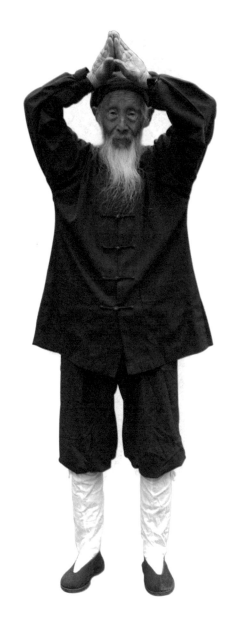

【1-5】两手背直掌相靠，指尖向上。

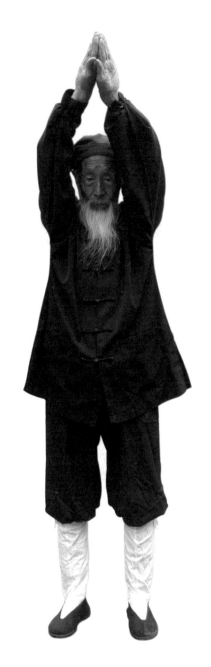

【1-6】两臂用力，猛向头顶上方直插至直立，稍停。

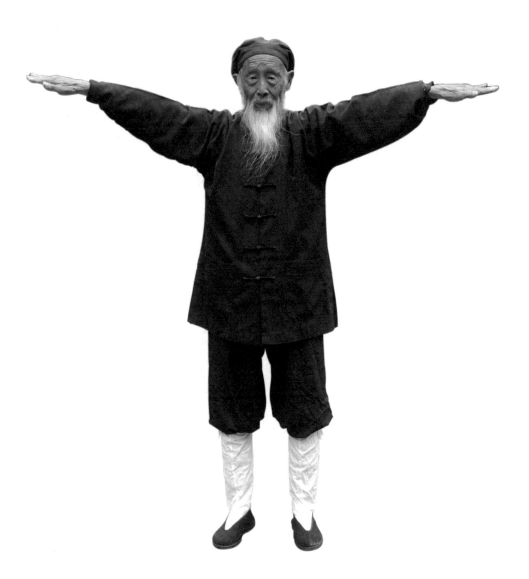

【1-7】双手分开，两臂分别向体侧渐降至与肩平，掌心向下，稍停。

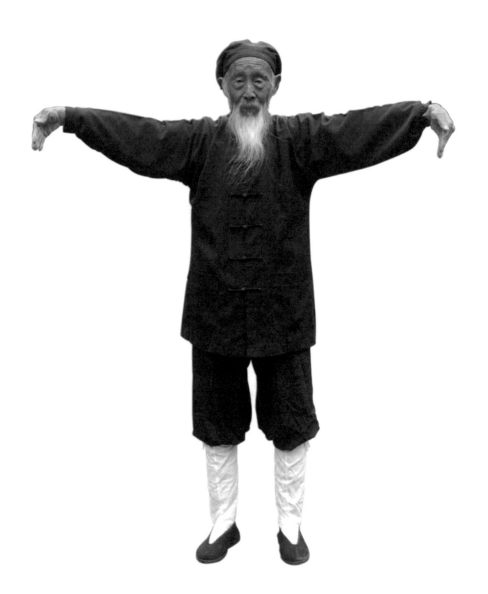

【1-8】以手腕为轴，两手向下弯，垂掌，掌心向内。

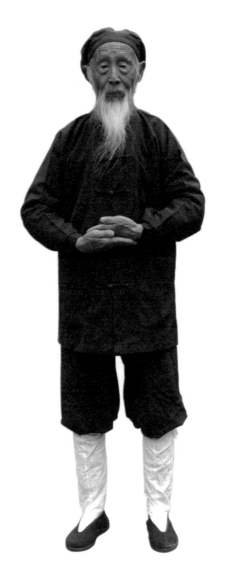

【1-9】两臂向下搂抱至腹部，两手往下，分别贴于脐部，稍停。

第二部　手足前后固肾腰

　　肾为先天之本，也是五脏六腑之本，主水，藏精，主纳气，主命门之火（人身元阴、元阳之所在），主骨生髓。肾是主宰人体生殖、生长、发育及维护水液代谢平衡的重要脏器，是人体生命得以焕发活力的源动力，是心肾相交、水火既济、神体共融而长存的物质基础。本部功法通过"手足前后"、弯腰、屈膝、按摩肾腰的习练以调理肾经、膀胱经，达到固肾壮腰之目的。

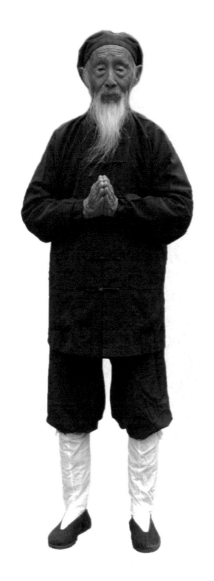

【2-1】两手合掌，置于胸前。

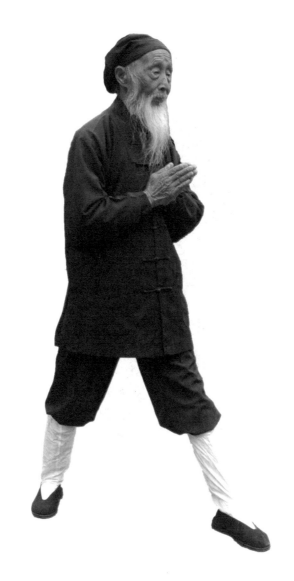

【2-2】左脚向左前方迈出一步，腿直身正。

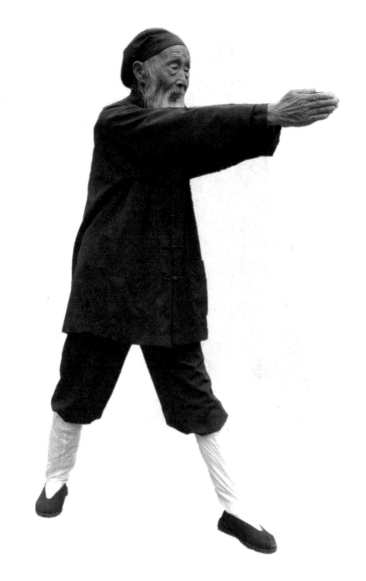

【2-3】两手合掌向左前冲出，直臂与肩同高，目视前方。

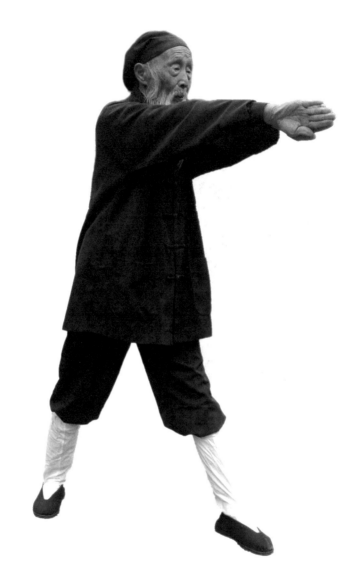

【2-4】两手翻掌，手背紧贴。

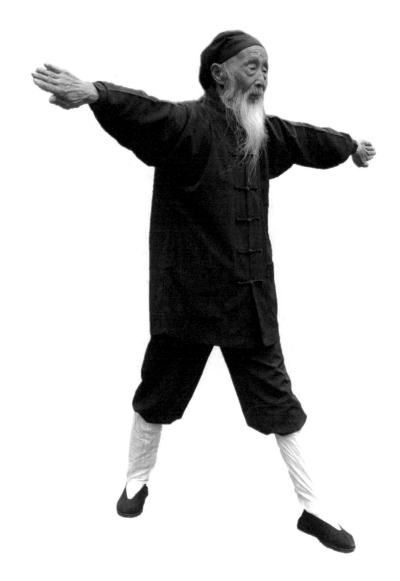

【2-5】两手分开，向两侧平展，掌心向后，两臂成一字形，稍停。

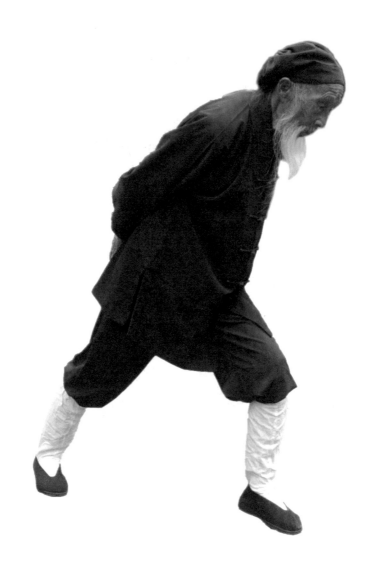

【2-6】前腿屈膝成左前弓步，身体前倾（不要弯腰勾头），目视前方；同时，两手直臂向后搂抱至尾椎部，合掌，稍停。

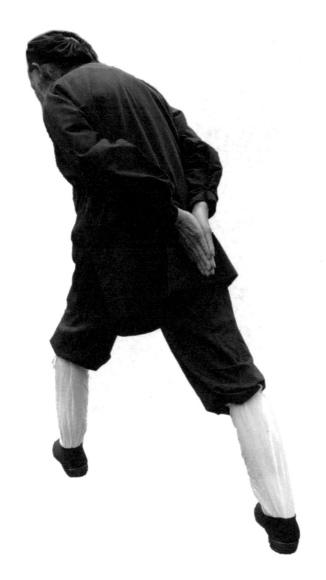

背面示意图

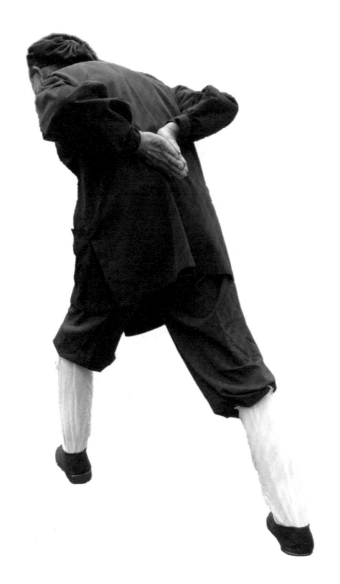

【2-7】合掌，用力，尽量往腰部上提。

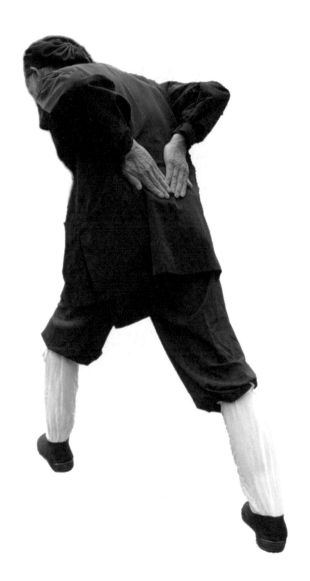

【2-8】合掌分开，掌心向内。

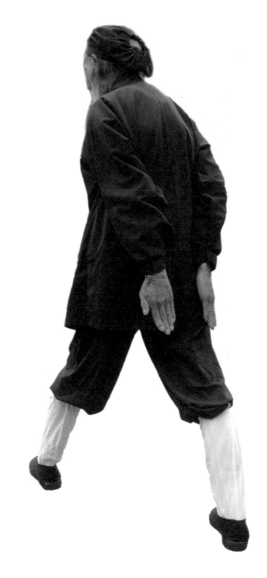

【2-9】双手置于脊柱两侧，徐徐用力（不贴背），下推至两臂伸直。

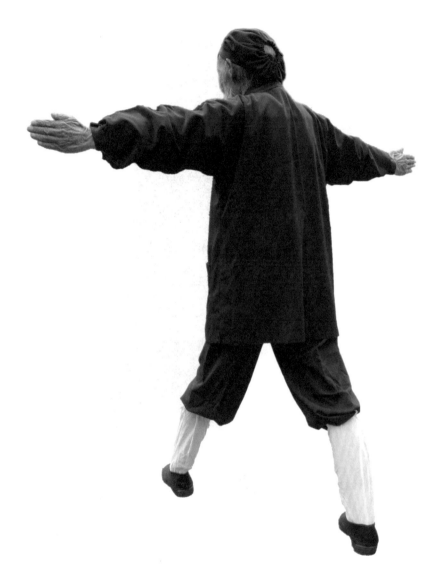

【2-10】两手由两侧分别斜向上提，掌心渐转向前，至两臂平直呈一字形，与肩同高；同时，前腿也渐蹬直，稍停。

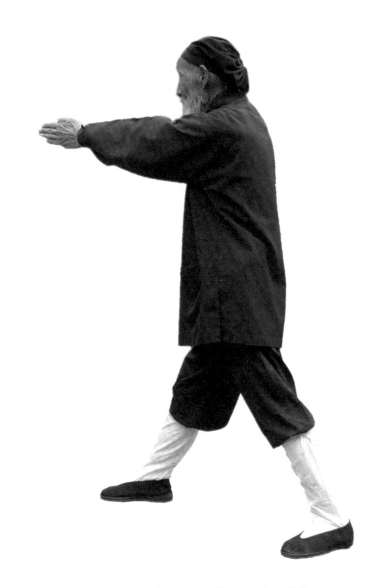

【2-11】双臂伸直，向左前合掌，臂与肩平，稍停。

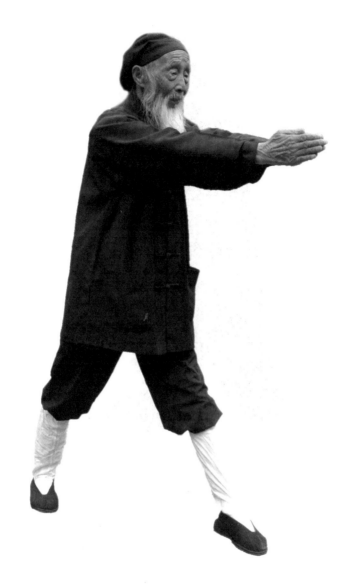

正面示意图

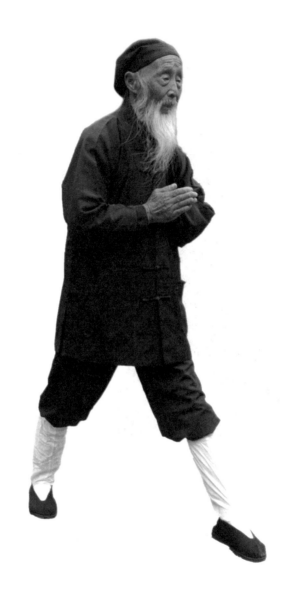

【2-12】两手合掌，收回胸前，左腿收回。

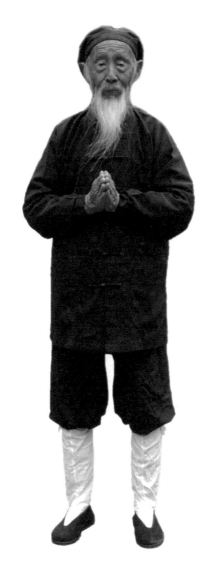

【2-13】自然站立，稍停后，换右腿向右前方迈一步，两手合掌向右前方冲出，然后成右弓步，动作同前。左右腿动作完成后合为一次。重复练习多次。

第三部　调理脾肤需单举

脾胃为人体后天之本。脾主运化水谷，输布精气津液，有"脾乃气血升化之源"之说。脾胃互为表里。胃是"水谷之海"，主受纳、腐熟水谷，有消化饮食、摄取水谷精微营养全身的作用。脾喜燥恶湿，胃恶燥喜湿；脾气宜升，胃气宜降。两者相辅相成，彼此协调平衡。根据此原理，本功法采取两臂上下举按的动作，使阴降阳升，不断调理脾胃之气，使之中和。又，脾有大络穴，在人体腋窝下六寸，走向皮里肤外。本功法通过双臂举按开合，能疏通大络穴，调理脾肤，祛除风寒湿燥、血凝等。

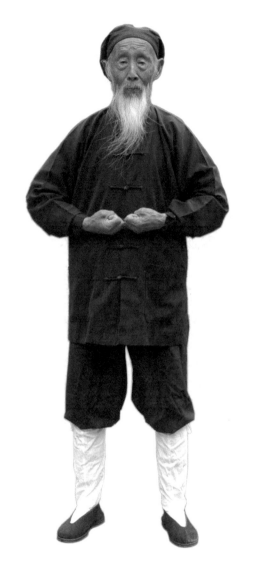

【3-1】左弓举按：两掌变拳（握方拳），两拳相对，掌心向上，置于脐上。

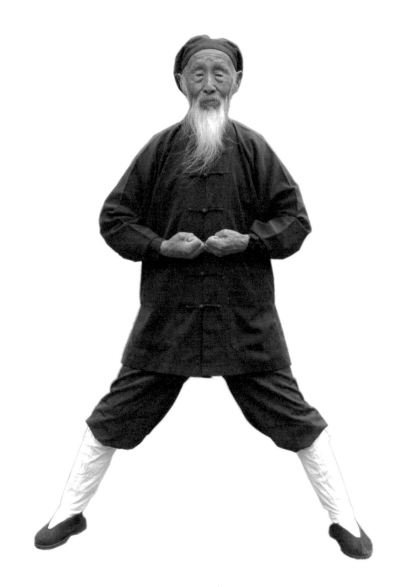

【3-2】左脚向左迈一大步。

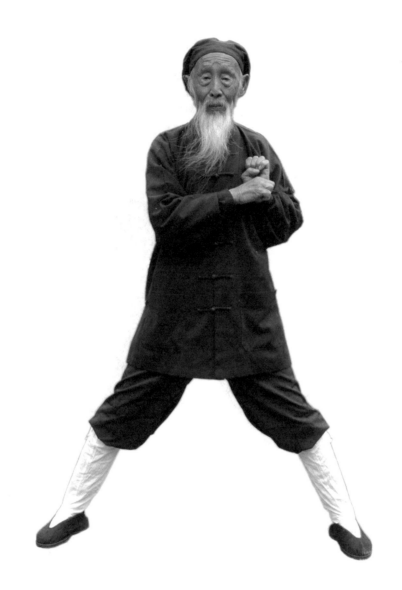

【3-3】双拳移至左腰上侧。

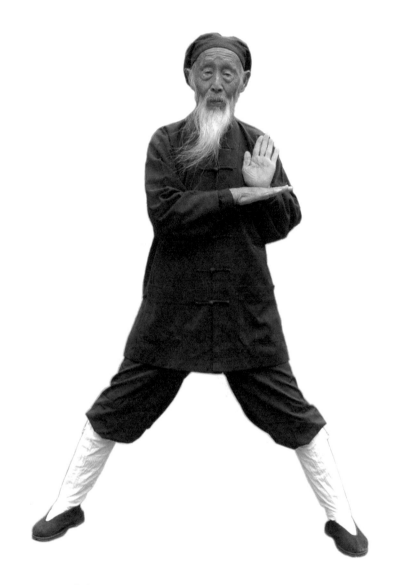

【3-4】左拳变立掌，掌心向前；右掌变阴平掌，掌心向下，掌背中部贴于左掌根。

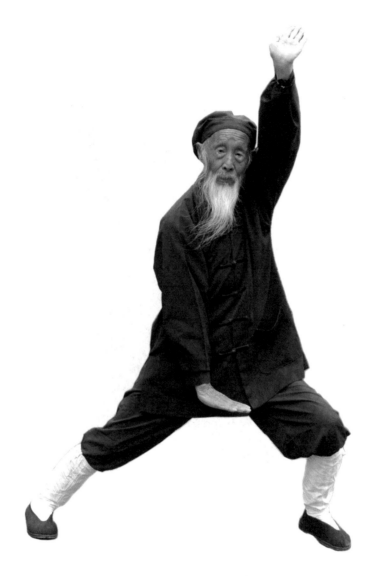

【3-5】两掌同时上下举按：身体放松，五指自然并拢，手掌伸直，左掌经耳旁用力向上直举，变阳平掌，如托重物；右掌从左腹外用力向下直按，指尖向左。同时，左腿屈膝成左弓步，头身正直向前，稍停（手用七分力，身体放松）。

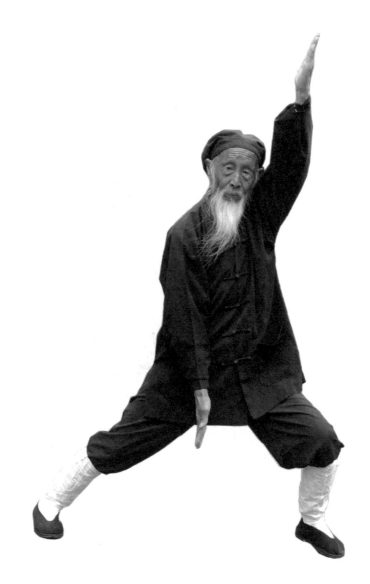

【3-6】两手与小臂同时内旋，左掌变立掌，掌心向右，指尖向天；右掌变垂掌，掌心向左，指尖向地。

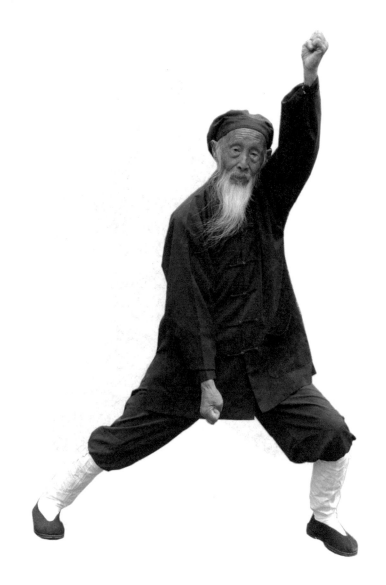

【3-7】身体放松，双手握拳，左拳下拉，右拳上提，相对于左乳下。

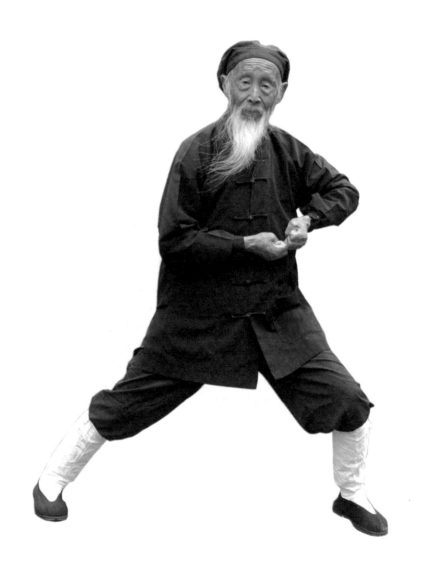

【3-8】双拳同时收移至左乳下方。

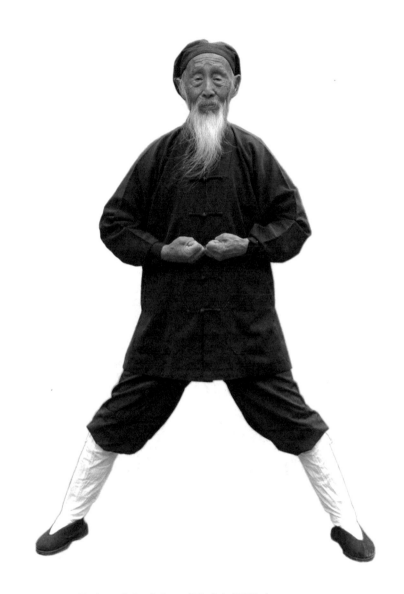

【3-9】双拳移至腹部中间，同时左腿蹬直。

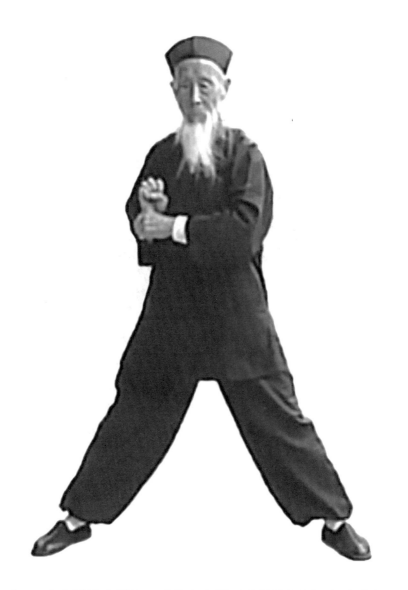

【3-10】右腿弓步举按：动作与左腿弓步举按相同，但方向相反。

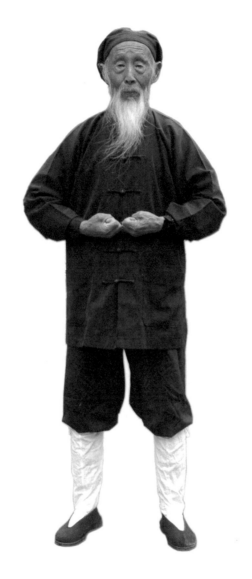

【3-11】完成上述左右手举按动作，合为一次。重复多次。最后左脚收回，与肩同宽。

第四部　左肝右肺如射雕

这里讲的左肝右肺，是指二脏器在五行八卦中所处的卦位（肝属木，位于左边震卦位；肺属金，位于右边兑卦位）不是指肝肺在人体脏腑中所处的实际位置。

肝主藏血，主魂，主谋略。胆为其表。肝主疏泄，主筋，开窍于目。肝藏血，并对全身血量分布起调节作用。《黄帝内经·素问》说："人身精华，皆上注于空窍。"又说："魂昼寓于目，夜舍于肝。寓目而视，舍肝而梦。"《素问·五脏生成论》说："目受血而能视，足受血而能步，掌受血而能握，指受血而能摄。"

肺主气，司呼吸，主宣发、肃降，外合皮毛，通调水道。大肠为其表。肺是气体交换场所，人体通过肺吸收自然界清气，呼出体内浊气，不断吐故纳新。

《黄帝内经》说："肝为脾之主，肺为肝之主。"肝藏血，肺司气。血随气行，血是神志活动的物质基础，所以有"神为气血之性"一说。气血充盈，才能神志清晰，精神充沛。

根据以上中医理论和"天人合一"的思想，本部功法采取双臂旋转、左右升降，以调理肝、肺之气，使之平衡和顺；同时，通过"如射雕"的动作，两目瞄准掌中的劳宫穴，意想箭从劳宫穿射远方之雕，以带动气血的运行。

　　意到气到，气到血到，血到力到，就能舒肝明目，展肺利表，使全身气血畅通。

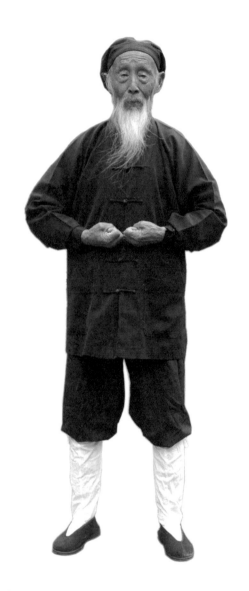

【4-1】预备动作。

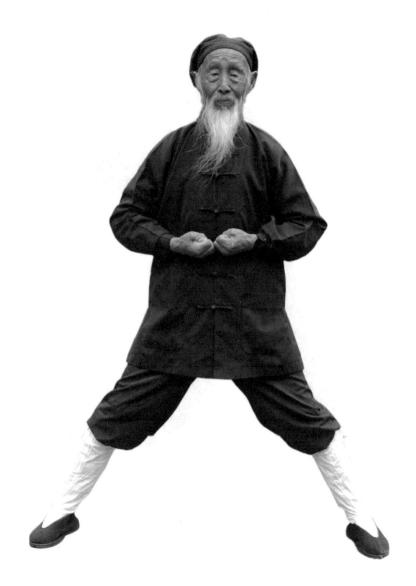

【4-2】左弓射雕：左脚向左迈开一大步。

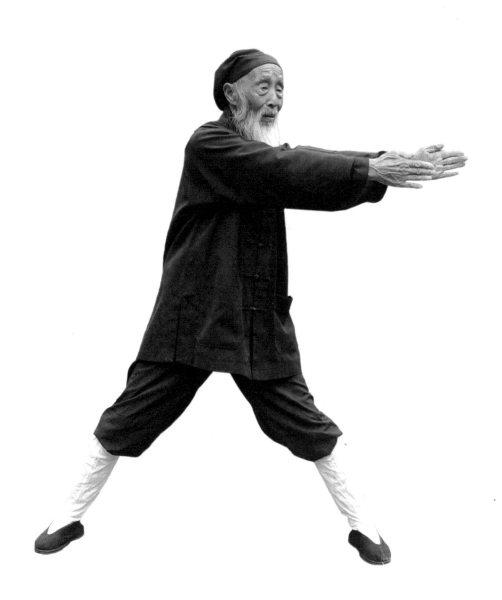

【4-3】双足不动，身体左转，双手向左伸直，双拳变掌，掌心相对，与肩齐平。

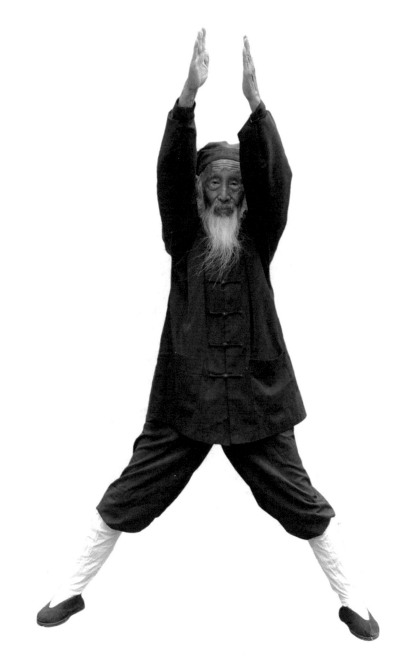

【4-4】接上一动作，双手不停地从左向上举。

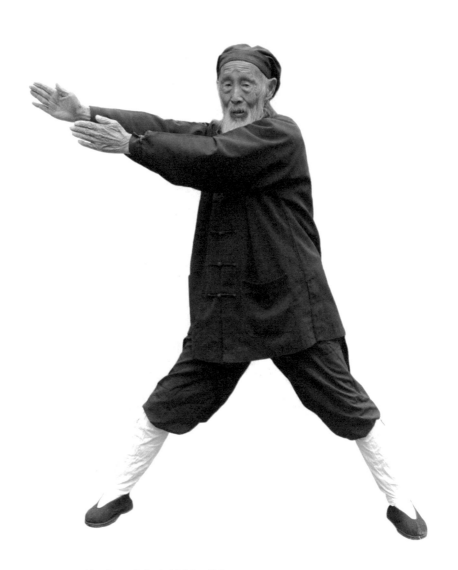

【4-5】然后双手向右旋转两圈。

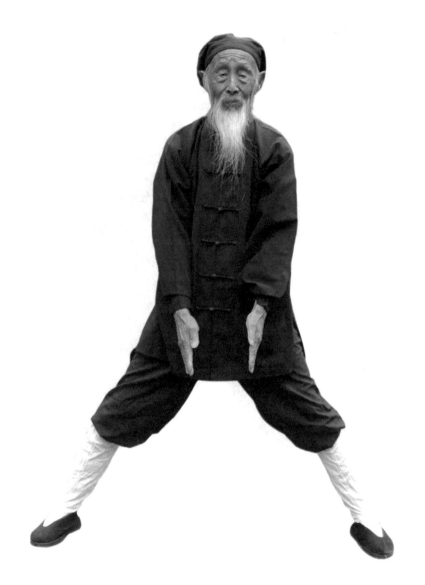

【4-6】双手向下旋转两圈，在腹前下方稍停（从左向上向右往下
转两圈）。

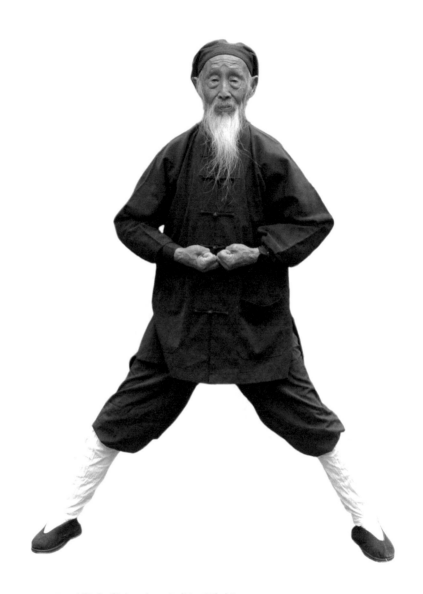

【4-7】两掌变拳相对，上提至脐部。

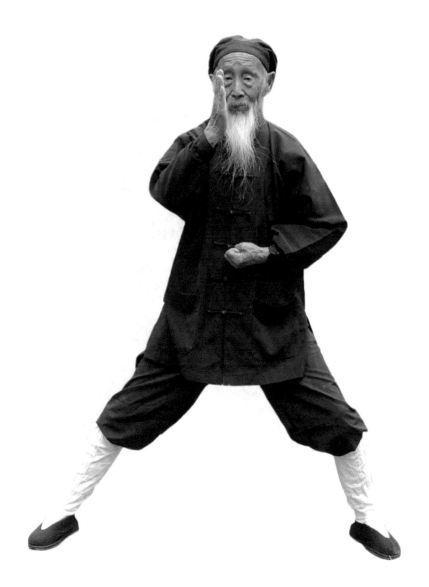

【4-8】右拳变立掌于胸前，掌心向左。

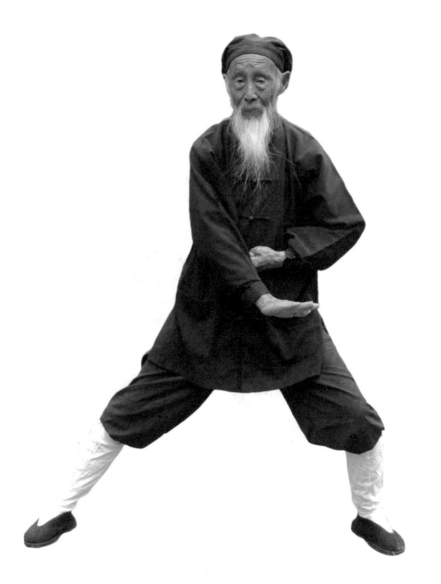

【4-9】右手绕右乳下半圈，向右下，经右膝弧形向右前上方推出。

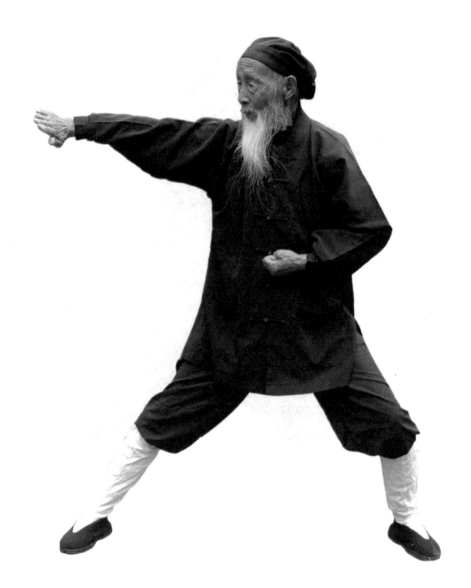

【4-10】右手成侧掌，掌心向外，与肩同高，手掌呈 45°角，如
拉开弓状；同时，左腿屈膝成左后弓步，上身重心落在左腿上。

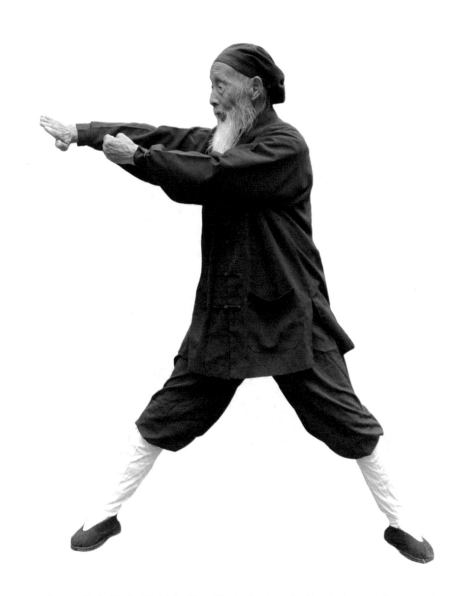

【4-11】左拳上提到右腋，拳心向内，如拉弓弦般平拉至左腋，两臂平直稍停。

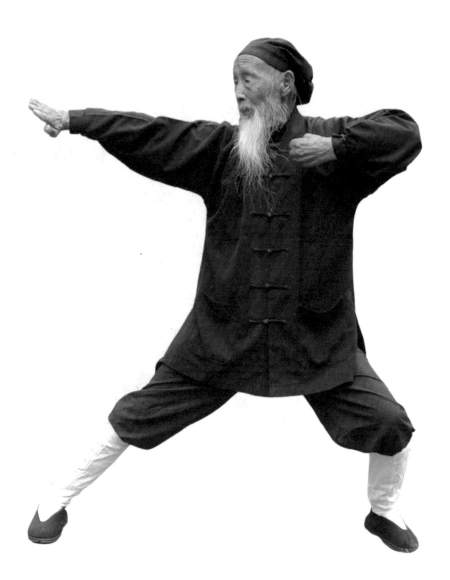

【4-12】全神贯注、目不转睛地看右手劳宫穴，稍停，翻掌。

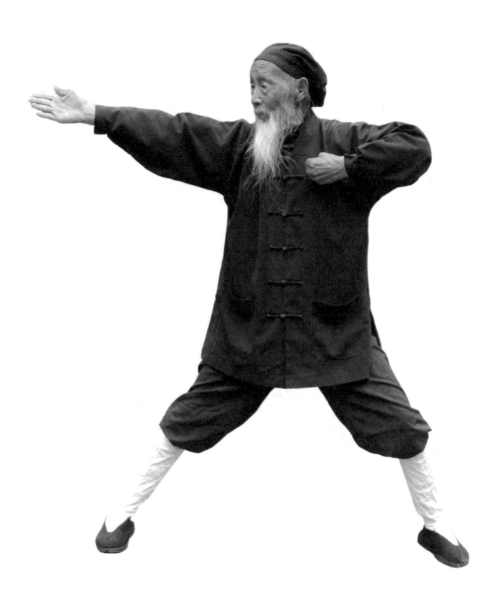

【4-13】左腿蹬直的同时，右掌翻转成直掌，掌心向前。

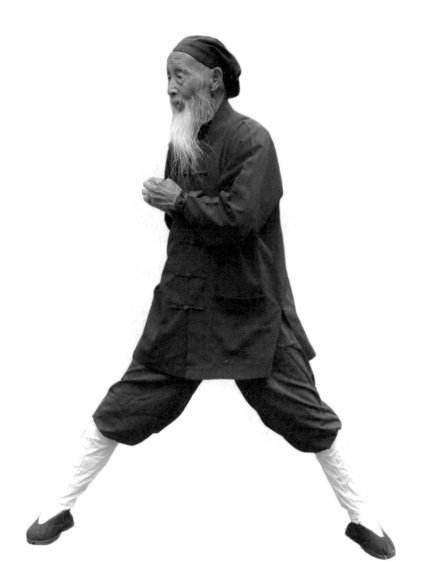

【4-14】右掌变握拳，拉至右肋；同时，左拳推向右肋，两拳相对，拳心向内。

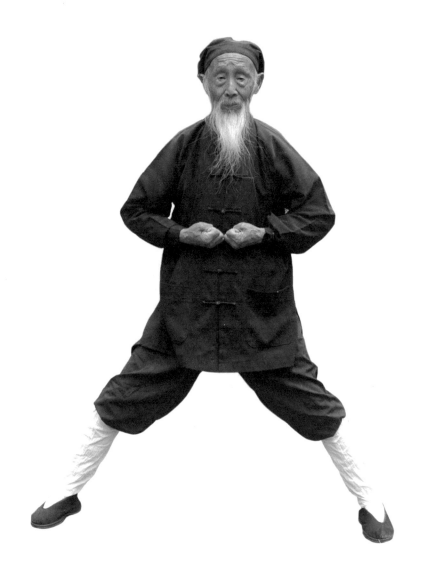

【4-15】双足不动，身体右转，双手向右伸直，双拳变掌，掌心相对，与肩齐平，向右伸直，继续向上、向左、向下连划两圈，至小腹前。握拳，上提至脐部，动作同前，但方向相反。左右射雕合为一次，多次重复，不计遍数，顺其自然。

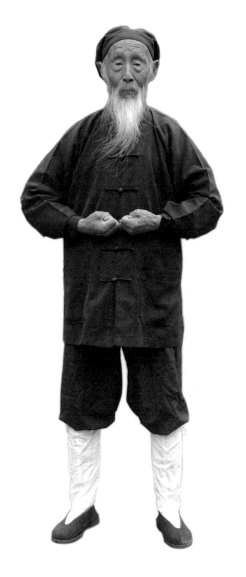

【4-16】最后双手顺时针划一圈，握拳收回胸前，左脚收回原处。

第五部　回头望足去心疾

《管子·心术上》说："心之在体，君之位也；九窍之有职，官之分也。"心主神明，主血脉，其表为小肠。主明则下安，主不明则十二官危。心者，五脏六腑之大主也，精神之所含也。心伤则神去，神去则死矣。可见，心在人体中的地位极端重要。心有疾患，也最难治。所以，在三焦和四脏得到锻炼之后，才能锻炼这个最重要又最难治之君主。

心、气、神互为一体。心疾大多来自思欲太过，此谓遣其欲而心自静，澄其心而神自清。所以，祛心疾的功法是用神光回头望足。神光兼有精神和能量两种状态的特性，今使两目回头反观，就可以置心一处，去掉杂念，心静神宁，而且当两目反观，用意回摄，可扫视后身及后脚跟足肾穴，使肾水上升乾鼎，心肾相交，滋养身心，调节心身阴阳平衡，心疾随之逐渐消失。

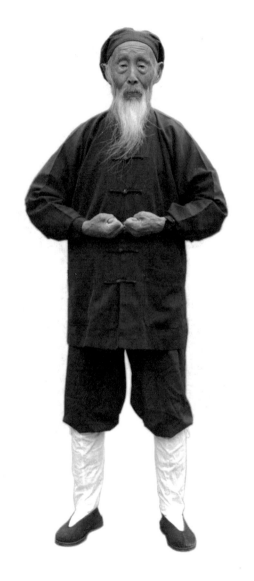

【5-1】左转头回望足：双手握拳，拳心向上，置于中焦。

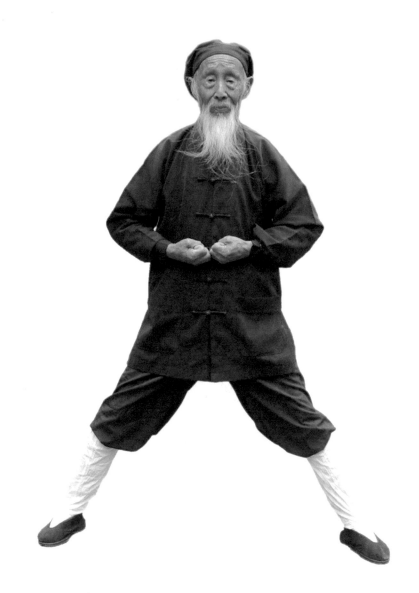

【5-2】双脚叉开。

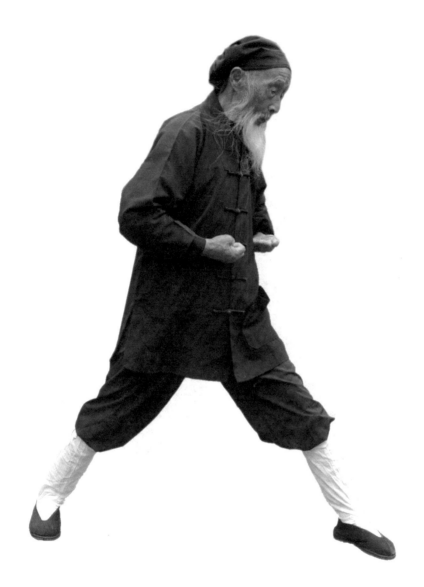

【5-3】身体向左转，左拳变仰掌，然后向后撤。

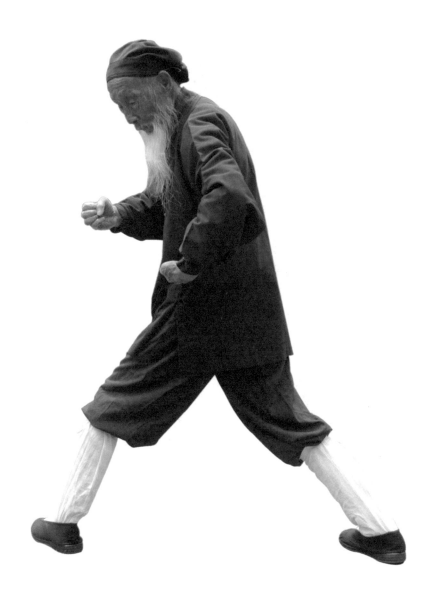

背面示意图

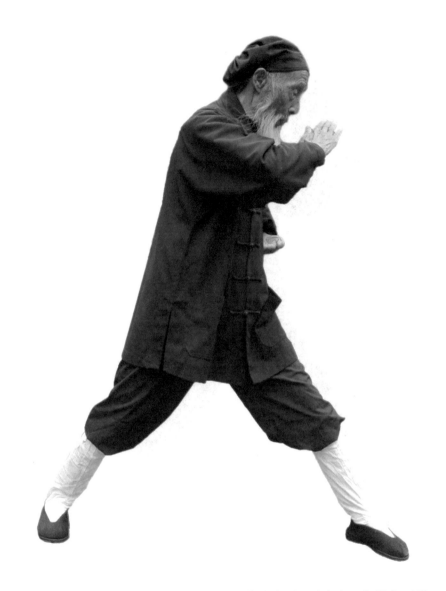

【5-4】左手指尖渐向下，向右脚跟方向插去；同时，右拳变平掌，掌心向内，上提至左乳，后翻掌，掌心向下，然后往下推。

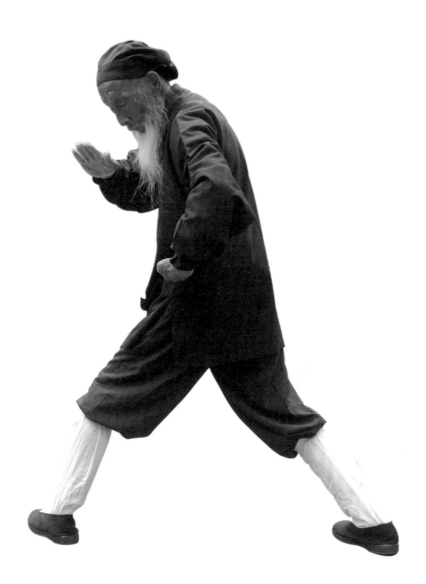

背面示意图

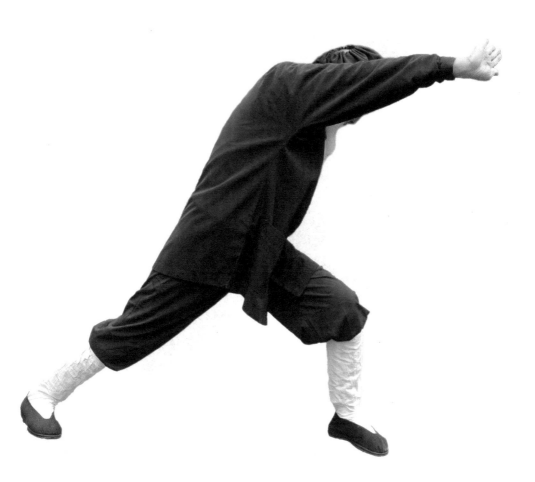

【5-5】右手沿左腿向左前上方推举（比头高一些），似半圆形；同时，身体向左转，向前倾，左腿屈膝成左弓步，两手尽量成一斜直线，转头向后，眼光从左肩微视右脚跟。

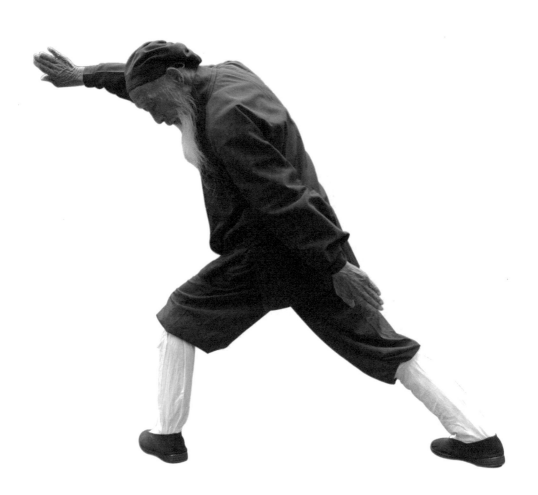

背面示意图

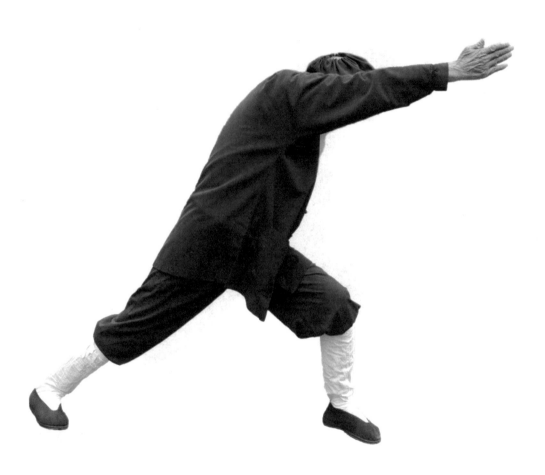

【5-6】双手随小臂旋转，反掌。

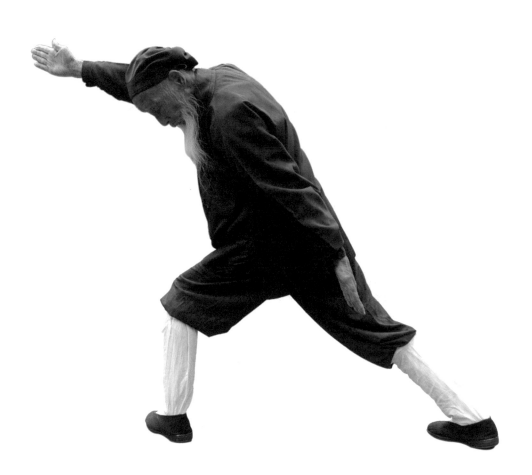

背面示意图

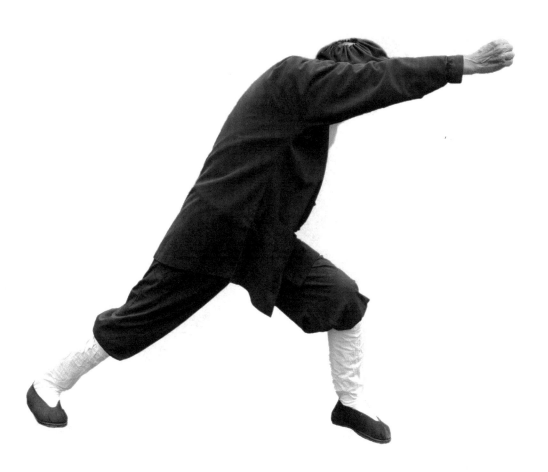

【5-7】握拳，身体放松。

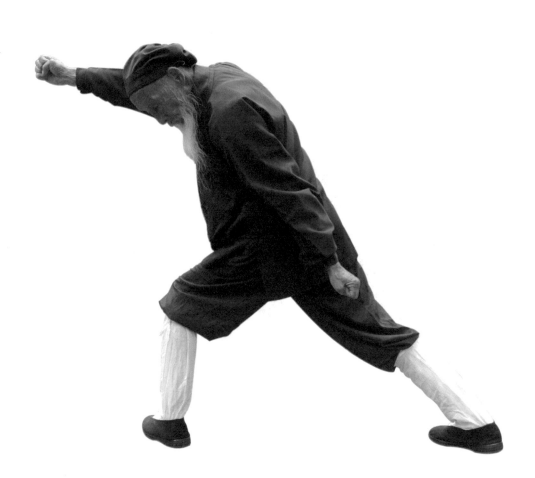

背面示意图

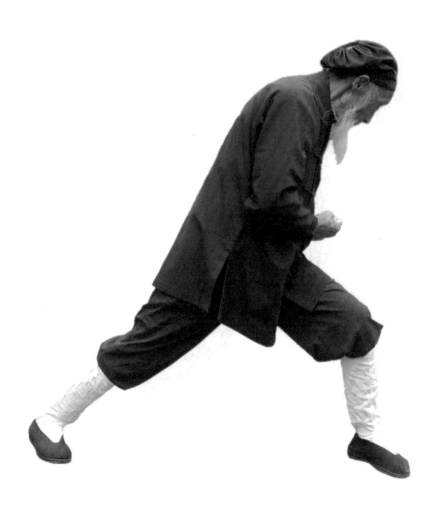

【5-8】右手收回至左腰，两拳相对，拳心向上。

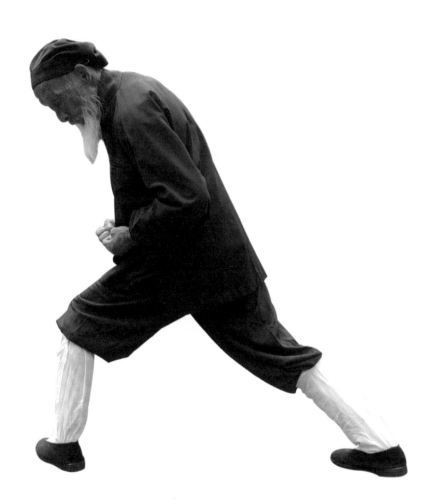

背面示意图

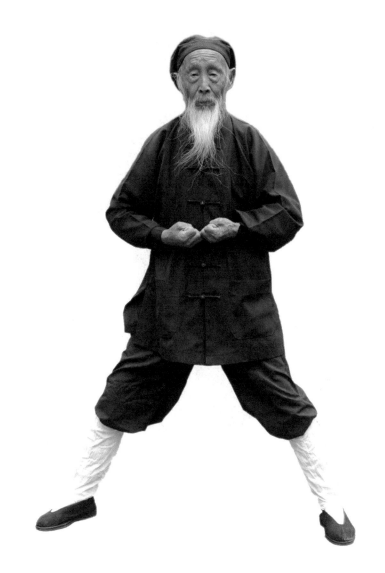

【5-9】双拳移至腹前，身体转回原位。

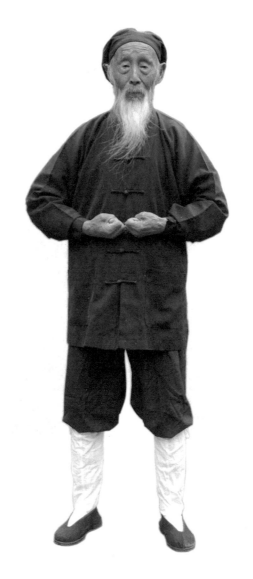

【5-10】右转头回望足：动作与左转头回望足相同，唯方向相反。左右回望合为一次，重复多次。最后收回左腿，双手握拳，置于腹部。

第六部　五劳七伤向后瞧

人们在日常生活中不免有"五劳""七伤"发生。"劳"指过度疲劳。视、卧、坐、立、行，或心、志、思、忧、疲，或肝、心、脾、肺、肾所致各种过劳，都称为"五劳"。"七情"是喜、怒、忧、思、悲、恐、惊。喜伤心，怒伤肝，悲忧伤肺，思伤脾，惊恐伤肾，是为"七伤"。

通过前面几部功法，三焦、五脏、手足、头身都已得到锻炼，功能增强了，但还有一些"五劳""七伤"潜疾并未消除，须用"向后瞧"的方法，以神光把它一一扫除。

吕祖（吕洞宾）在《太乙金华宗旨》中说："人之精华，上注于目""眼之所至，心亦至焉；心之所至，气亦至焉。"眼光所到之处，心意也就跟着到了；心意所到之处，气也就跟着到了。

"且扫满天云"。"五劳七伤"就如满天云雾，被神光所产生的一股暖气渐渐地驱散了；同时，身体放松，当头部左右转动，慢慢地、轻松地向后瞧时，就会无意间使颈椎、胸椎、腰椎等部位得到运动，使原来有些变形、错位的部位复原，同时沿脊椎的各脏腑相对应的穴位也在进行梳理，可起到治疗疾病的效果。

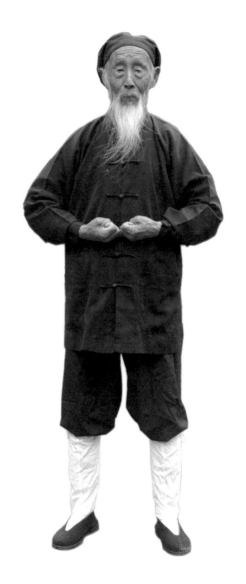

【6-1】预备动作：双手握拳，拳心向上，置于中焦。

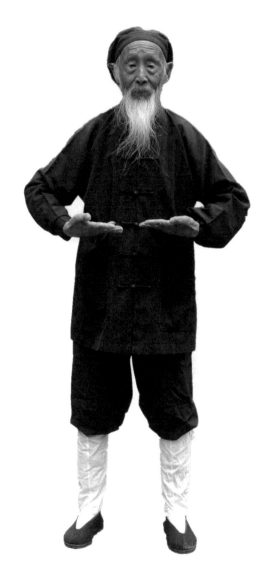

【6-2】夹臂定神：双拳变掌，掌心向内上，五指伸开，中指相对，双手同时向左右两侧横向拉开，至劳宫穴，在体侧止，稍停。

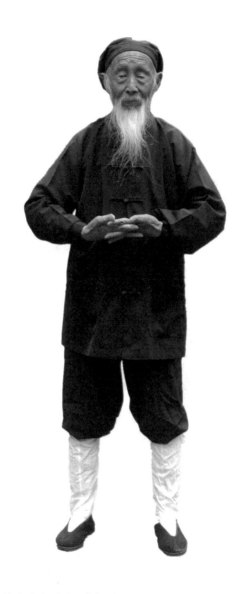

【6-3】双手同时向中间脐部合拢，五指相互交叉，掌心向上，拇指与拇指、小指尖与小指尖交叉，然后沿胸部中线向上提至人中穴。

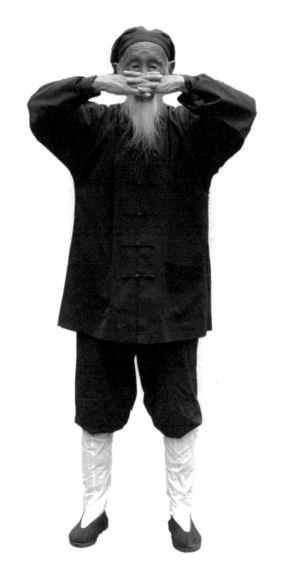

【6-4】双手提至人中穴（上唇坑中线上三分之一处），翻掌，掌心向下，稍停。

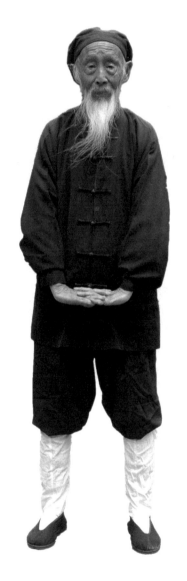

【6-5】掌心向下，双手沿胸中线直下按至臂直，两臂自然用力紧贴身体，稍停。

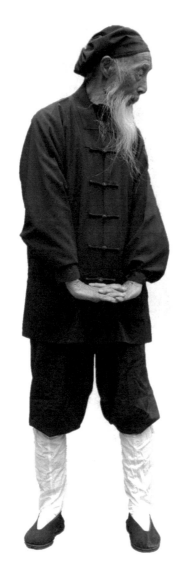

【6-6】神光内照：全身放松，眼帘微垂，注视鼻尖，意想两目为日月、为探照灯，两目之光向身体内照射，微微内照。双足不动，头和身体慢慢向左转动，继续内视。

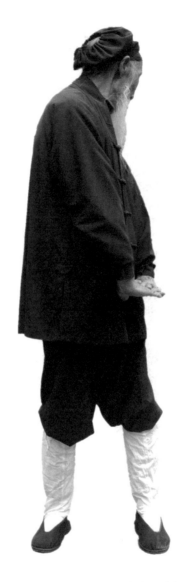

【6-7】头转至左肩时，稍停。头继续向后转，目光随头转动，慢慢地巡视，内视左半身和脊椎，像手电光从头顶直接向下照射。

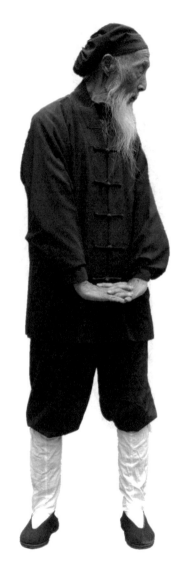

【6-8】头慢慢回转，至胸前，内视。

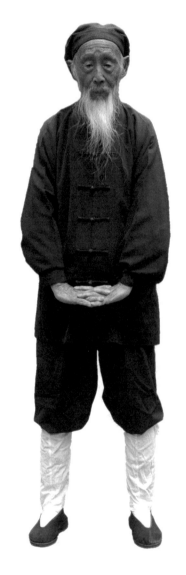

【6-9】头慢慢向右转动，内视，至肩部，稍停。头继续后转，内视右半身和脊椎骨。内视身躯及体内五脏六腑时，对有病的部位要多看一会儿。

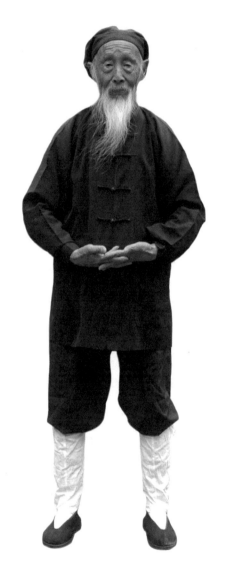

【6-10】五气归元：左右后瞧合为一次，反复多次。结束时，头部转回至胸前中线，稍停，然后慢慢睁开两眼，翻掌，掌心向上，提至脐部，转掌，使掌心向内，气归下丹田。

第七部　凤凰展翅周身力

　　本部功法为八部金刚功最重要的一部，是前面六部功法的总发动。治病如同用兵打仗，在战况最激烈的时候，集中优势兵力，一鼓作气，将病打败，这样才能取得全面的胜利。

　　通过前六部功法把全身的筋骨打开，调动全身的气血、五脏、百脉，在第七部功法中用所有的力量跟我们身上的疾病打仗，发动总部。通过两手用力转圈，调动天地阴阳之气和人身中的坎离与五脏之气。两臂上下起合，就像凤凰的翅膀，前面的翅膀往下落，后面的翅膀往上扬，如此上下连点脚部三次，称为"凤凰三点头"。这三点，就代表精、气、神，代表督脉、任脉、冲脉。通过带动三大经脉，带动全身气力往下点三次。

　　练习本部功法，前几遍慢些，后来越打越快，代表战况越来越激烈，凝神贯注，坚持五到九遍，扫除身上一切的五劳七伤，如同"凤凰浴火重生"，人的身体也会有个新的开始。

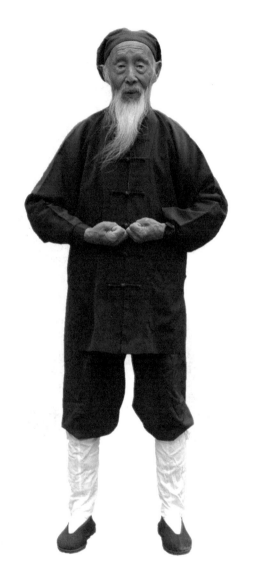

【7-1】预备动作：双手握拳，拳心向上，置于中焦。

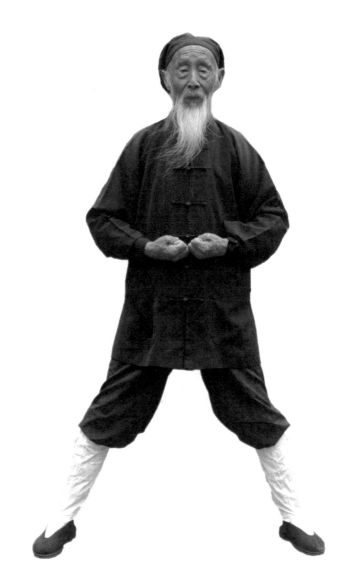

【7-2】左脚向左横跨一步。

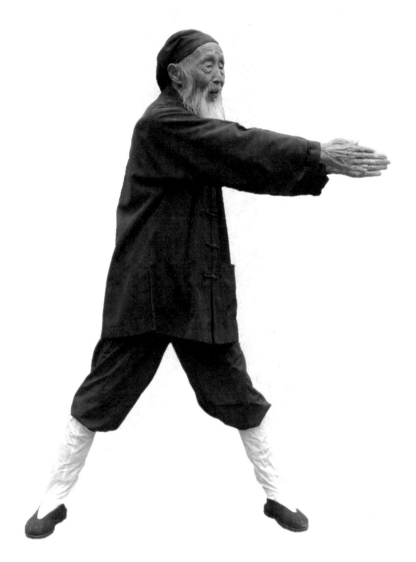

【7-3】双足不动，向左转身，双拳变掌，掌心相对，两臂平行向左伸直，与肩同高。

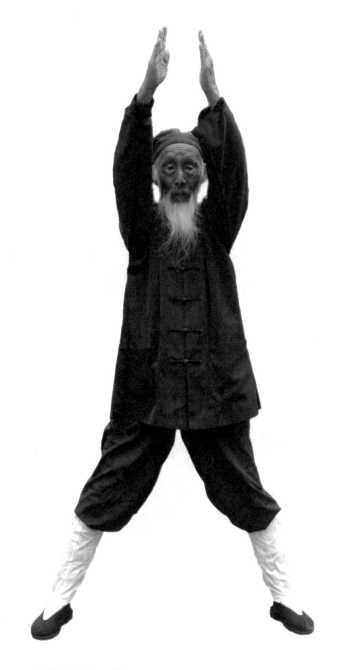

【7-4】两臂从左往上转。

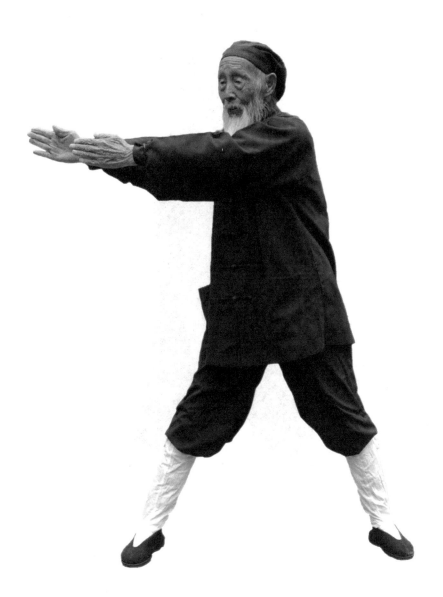

【7-5】两臂从上往右转。

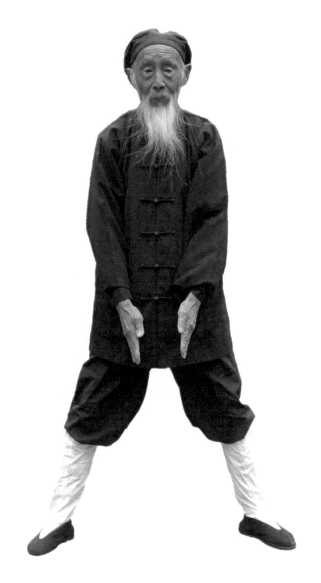

【7-6】两臂从右向下转，刚好转一圈。用同样的方法再划两圈。

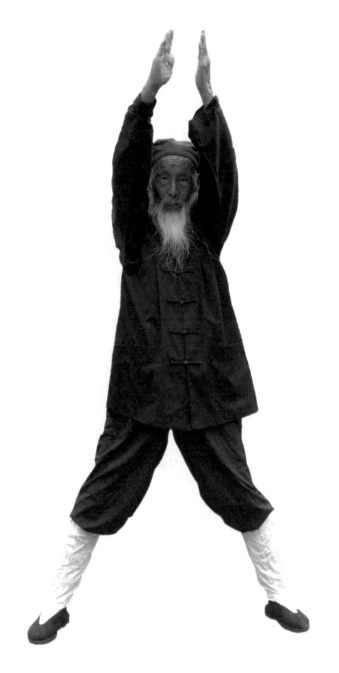

【7-7】当划到第三圈，双手到头顶时，稍停。

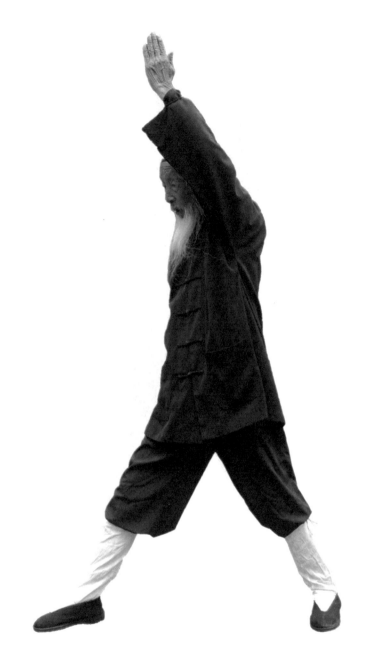

【7-8】凤凰三点头：身体向右转，右手放下（两手上下伸直）。

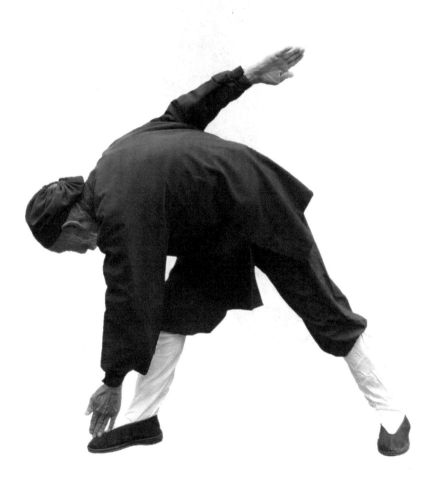

【7-9】弯腰，左手指点右脚尖，左右手成一条直线。用腰力带动左手往下点脚的外侧。

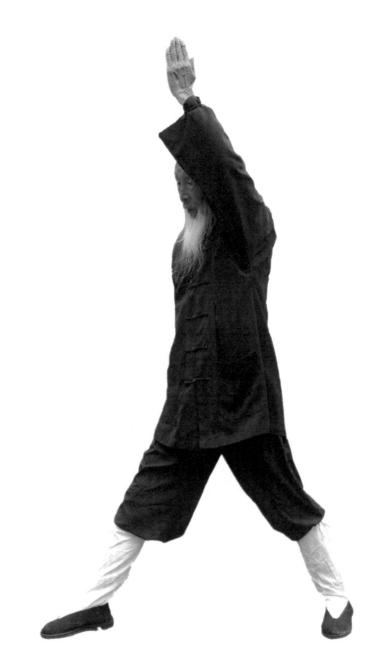

【7-10】直腰，左手举回头上。

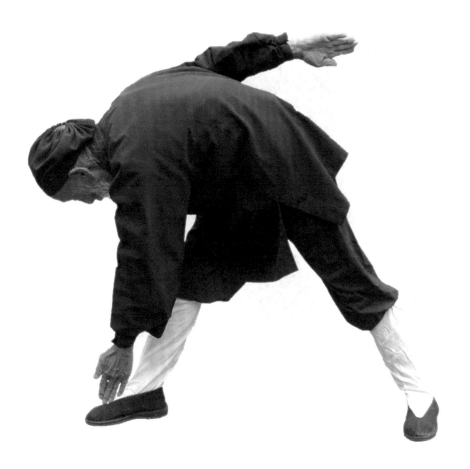

【7-11】再弯腰，以左手指点右脚尖。如此上下连点三次。

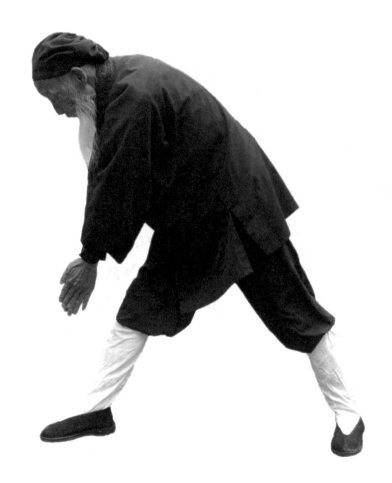

【7-12】两手同时上提至右腿右侧，掌心相对，继续向上、向左、向下划圈，弯腰，手指点脚尖，方法同前，唯方向相反。握拳归位。左右展翅合为一次，重复多次。

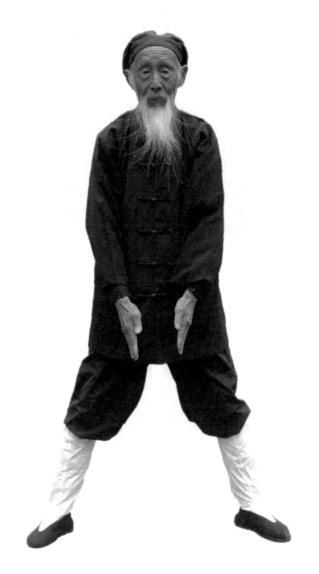

【7-13】结束本部功时，两手向左、向上、向右下旋转一圈至小腹。

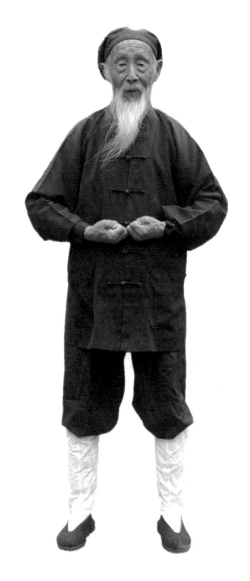

【7-14】两掌变拳，拳心向上，相对置于脐部，收回左脚。

第八部　两足顿顿饮嗜消

这里的"饮"指吃喝所引起的疾病；"嗜"指一些不良的爱好和陋习，如烟瘾、酒瘾等。

全身自然站立，两脚靠紧，两臂下垂紧靠身体，将两脚后跟绷直提起，将身体抬起，然后放下，做有节奏的上下起落运动，使全身上下的经络、骨骼、关节进行张弛调整，做到松筋疏骨，对消除饮食积滞及不良嗜好，会起到积极的作用。

人身之督脉、任脉、冲脉、带脉最为重要，两脚并拢后，脚跟上提时督脉升任脉降，下落时任脉升督脉降。任督二脉是一个管道，就像一根"Ⅱ"形水管，一个上，另一个就下，是相通的。升降之中，能去除五脏的嗜好。

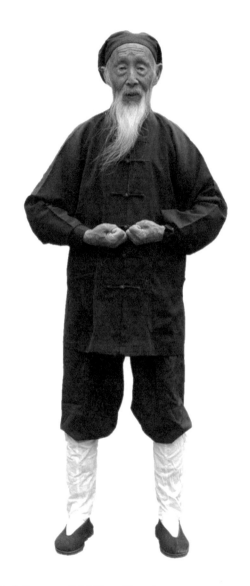

【8-1】预备动作：双手握拳，拳心向上，置于中焦。

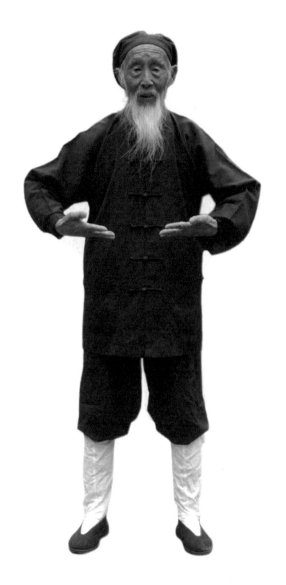

【8-2】双拳变掌，掌心向内，五指伸开，中指相对，双手同时向左右两侧横向拉开，稍停。

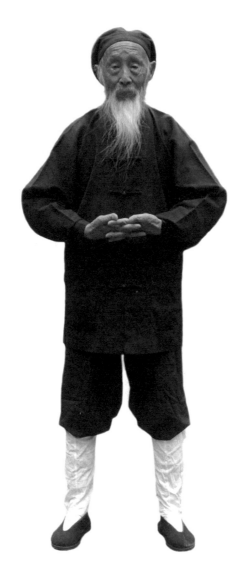

【8-3】左右手同时向脐部合拢，双手五指相互交叉，拇指与拇指、小指尖与小指尖相按。掌心向上。

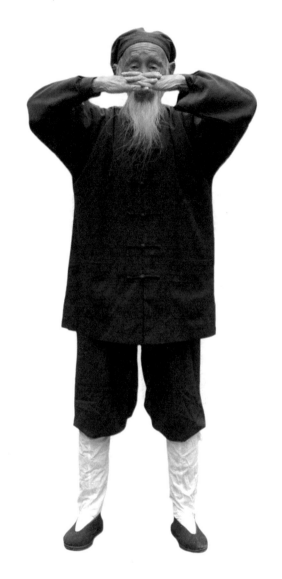

【8-4】双手沿胸部中线上提，至人中穴（上唇坑中线上三分之一处），掌心向下，稍停，与五劳七伤向后瞧动作相同。

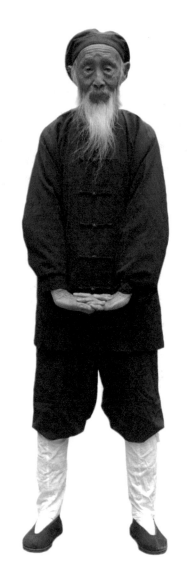

【8-5】双手沿胸中线直下按至臂直，两臂紧贴身体，稍停。

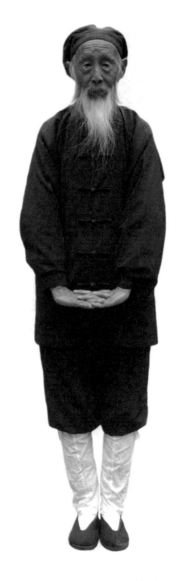

【8-6】两脚并拢，牙齿自然扣紧，身体放松，两脚跟慢慢抬起。

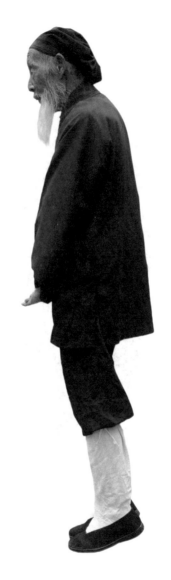

【8-7】双脚轻轻下顿，共五次。前两次提起较高，速度较慢，相隔较久；后三次提起较低，速度较快，相隔较短。节奏是"1——2——3-4-5"。提顿五次为一遍，至少做五遍。

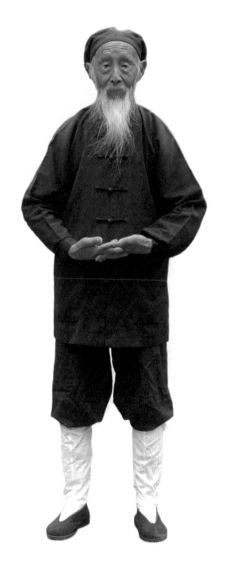

【8-8】两脚分开，与肩同宽，翻掌，掌心向上，上提至脐部。

收功式

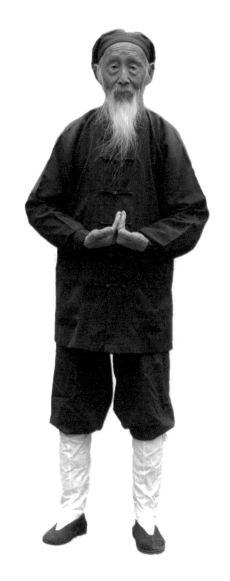

【收-1】两手分开，指尖向上，指背相靠，置于脐上（全身放松）。

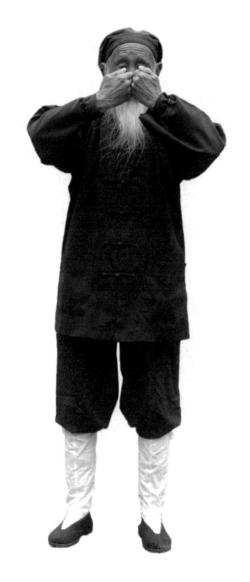

【收-2】两手上提，指尖至天突穴（胸骨上窝正中），掌心向上，提至与肩齐平处分开。

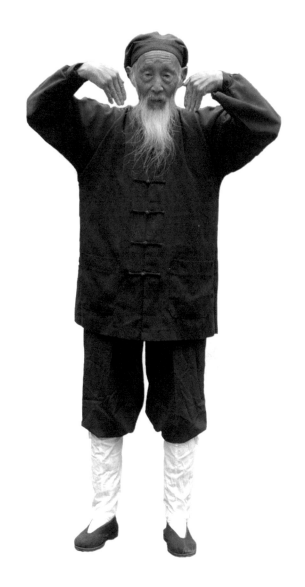

【收-3】两手分开，左右两掌变垂掌（掌心向内），置于两乳外侧，然后慢慢放下。

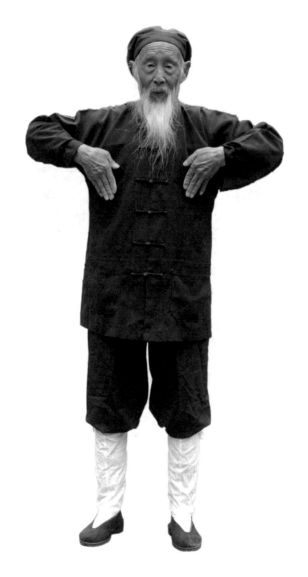

【收-4】两手继续向下放，沿两肋放至大腿两侧。

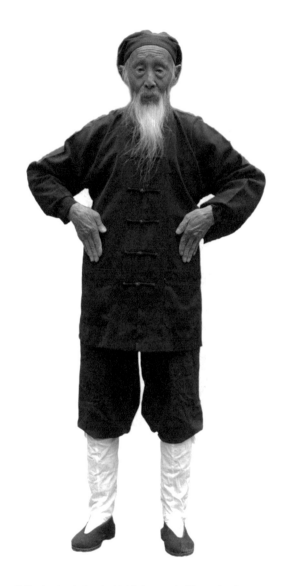

【收-5】手指和全身都自然放松，安静、自然地站立片刻，收功
完毕。

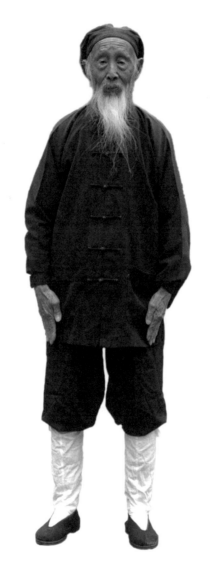

【收 -6】两手慢慢往下，所有热气退至涌泉穴即脚底时，手指和全身都自然放松，再安静站立片刻，即为收功完毕。

答　疑

一、"八部金刚功"这个功名有"金刚"二字，应怎样理解？

答：它指的是练功后，病已去除，身体健康像金刚一样。

二、在习练八部金刚功时，是否要怒眉突眼、全身绷紧？

答：不要。恰恰相反，练功前要全身放松，排除杂念，安静自然。

三、练功前的思想准备是什么？

答：打起精神，认真投入，排除杂念，心志专一，意守本体。这样才能够神不外驰，气不外跑。决不可精神疲惫，马虎敷衍。

四、会出偏差或走火入魔吗？

答：按照本书的练功要求及动作要领去做，绝不会出现偏差或走火入魔。从各地习练的情况来看，也从未发生过上述情况。

五、有无禁忌？

答：有。饭后一小时内不能练功，饭前饭后不能做剧烈运动，这是基本的健康常识。另外，天气恶劣，如下雨、大风、雾霾、大雾、打雷时，不宜在室外练功。

六、八部金刚功中，有几部的动作是左右对称的，练一边是否也可以？

答：不可。一定要练完对称动作。

七、八部金刚功能否与其他功法同练？

答：八部金刚功不排斥其他功法，但如收到良好的效果或出现问题，怎么分辨，如何处理？如果一定要与别的功法一起练，可以将两种功法习练的时间适当隔开，以避免产生不良反应。

八、练功后出现呕吐杂质或吐血块、尿血、便血、泄泻、汗出如胶有异味等现象正常吗？

答：练功后出现上述现象时，如果精神正常或更加有精神，精力充沛，则属正常现象，并且是好现象，那是在排病毒，挖毒根。但如果出现上述现象时，精神萎靡不振或疲惫乏力，则属不正常现象，应停止练功，反思自己练功动作是否符合要求，近日饮食起居是否失节。习练八部金刚功有时会出现下面几种现象：

（一）嗜睡。这是因为精气神不够，练功后人体自我调节出现的正常现象，持续时间不长，一般一至两周时间，因体质差异和练功勤快与否而有差别。

（二）拉肚子。不同于生病拉肚子，排泄物黏黏糊糊，黑色或暗灰色，持续时间不长，精神良好。

（三）病情加重，病灶部位疼痛加剧。这是治病除根的关键时刻，要继续练功攻克它，不要怕，经过一段时间，病情会减轻并逐渐痊愈。

九、八部金刚功是不是跟体操差不多？

答：不一样。八部金刚功与体操相比，有以下几点不同：

（一）它不像体操那样快，不需计数、按节拍做，而是"道法自然"。不须计数，想练多少遍就练多少遍，想练多久就练多久，呼吸自然，动作速度较慢，不须按节拍做。

（二）从力度上讲，金刚功讲究内力、暗力。方拳握紧或五指自然并拢，手腕用力，即是暗力。也就是说，整个用力过程要有连绵不断的均匀性和持续性，而不是外力、强力。

（三）练习八部金刚功从始至终要求安静自然，意念专一，精神内守，特别是金刚功的起式、第六部"五劳七伤向后瞧"的"神光照射"，以及"收功式"，是体操所不能及的。

（四）八部金刚功有发动气机的起式和排病气、元气收拢的收功式，而体操没有。

十、八部金刚功刚劲有力，对老弱病残是不是不太合适？

答：不是这样。老弱病残都可以练，但要根据个人的年龄、病况及身体强弱而论，具体情况具体对待。

（一）初学时，动作不要求规范标准，按照要求做，不出大体即可。随着体力的增强和熟练程度的提高，逐步达到动作标准化、规范化。

（二）可以根据自己的病情和兴趣，选练其中的一部或几部，或选择动作容易的先练，但每次一定要做预备式，练完后一定要收功，能练全套功更好。

（三）病情严重或有残疾不能站立的，可以坐着练，躺着练。不能动手，可以动脚，不能动脚，可以动手。既不能动手又不能动脚的，可以看别人练，自己在旁边用心去想，去体会，或者单练第六部"五劳七伤向后瞧"。

十一、八部金刚功习练的时间如何安排？

答：八部金刚功宜在早上太阳快出未出时面向东方习练。其理由在本书的功理部分已经讲过了，但如受工作生活条件的限制，也不强求。一般来讲，这套功法不论何时、何地，朝哪个方位都可以练。但要注意每套功都要从预备式起，练完后要收功。练习金刚功后，可以立即吃饭，饭后两小时才可以练习，可根据自己的安排，一天多练几次。

十二、八部金刚功推广之后效果如何？

答：据各地金刚功练习者反馈，在习练金刚功后，自身体质增强，走路轻快，工作学习精力充沛，许多不适症状减轻或消失。

青岛的一位癌症患者，练八部金刚功，累了就歇，歇了再练，一天练到晚，不到一个月，病灶竟然消失了。肇庆一名二十七岁的女青年，从小就是病态，脸暗黑色，一双手像乌鸦爪子，别人都怕靠近她。而她练了八部金刚功后，脸色转白，有血色，手由黑紫色变红色，先天性的疾病开始出现转机，两个月后基本恢复正常。台湾有病患慕名前来，学练八部金刚功，病情很快得到缓解。海南三亚几名肩周炎患者，只练习八部金刚功的第六部"五劳七伤向后瞧"，坚持半年后病情转好。启东一名前来黄中宫习练八部金刚功的学员，手臂多年无法向上伸展，练习七天后，自然康复。郑州一位乳腺癌患者，练习八部金刚功几个月后，身体得以康复。深圳一位前来黄中宫习练八部金刚功的 76 岁老太太，身体散发异味多年，练习一段时间后，异味明显减少，慢慢消失。类似例子很多，不一一列举。

对八部金刚功的效果，我们认为应该客观看待。这套养生功法虽好，但如果习练者思想负担很重，容易胡思乱想，或者生活起居不注意，或不按照练功的要求去练，虽每天坚持练习，也难有明显效果。八部金刚功如此，其他功法亦是如此。

八部长寿功

米晶子　著

黄中宫道观　校订

目　录

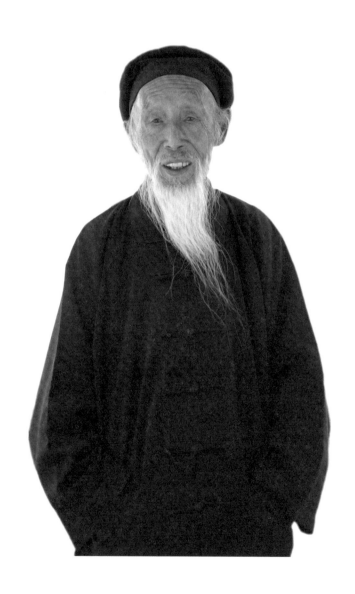

功法简介

八部长寿功主要练人的先天阴阳二气，为乾阳与坤阴之真气而设，引导真气由动而致虚静。

道家处处讲阴阳，有阴就有阳，有阳必有阴。阴消阳长，阳消阴长。外八部金刚功属阳，内八部长寿功属阴。阴中有阳，阳中有阴；阴阳之中，又有阴阳。内八部长寿功的前四部属阴中之阳，后四部属阳中之阴。其功法顺序是：前四部由阴转阳，后四部由阳转阴。第一部，"窃吃昆仑长生酒"，表面上好像没有动作，实际内里在活动，吞咽津液，炼阴（津液）化阳。这时，阳气萌动，带动万物生长。体内气体开始发动，为少阳。第二部，形体开始有了动作，阳气上升。意想一个火球经任督二脉上下循环转动。任督二脉是一阴一阳。这时，体内阴阳相接，阴阳交换，阴向阳转化，为纯阳（太阳）。第三部，由阴阳生化出四象、八卦。形体动作的幅度加大，经过的经络穴位也多，主要是把人体内的元气从根源上加以深化，由内向外渗发，使人体的十二正经、奇经八脉做整体的调整运动，使人的心神、体内阴阳二气，与宇宙天体之真气相沟通、相交换。第四部，形体动作幅度更大，内气活动完全包拢整个世界，与天地融为一体。所以，这部功法的名目称"大转逍遥"。第四部阳气旺盛到了极点，阳光照耀世界，实现了由阴到阳的转化，为老阳（阳明）。前四部由阴转阳，由阳的萌动、生长变化到爆发；由人体内向宇宙间引发，效法宇宙的宏观之理。后四部由阳转阴，效法自然，模仿生物，从宇宙回归于人体本身。第五部，仿大雁俯视。第六部，仿安稳行舟。第七部，仿白鹤定神。第八部，仿鱼沉海底。形体的动作幅度由大变小。体内的元气也逐步由收敛，到聚拢，到存定融为一体。这就是由少阴向纯阴（太阴）、老阴（厥阴）的转化，由动入静的境界。这个静，对修炼大道来说，不过是初静，是静功之基础。静极生动，长寿功练好了，会出现初动；进一步修炼，能达到真静、大动、阳神出窍的境界。

所以，《八部长寿功》是修炼大道的基础，它和静功关系极为密切。尤其是后四部，与静功实难截然划分。但倘若不分，又难明其深奥妙理，于学练者，则难以下手。所以，在这里勉强地分一分，使其功理、功法比较集中明了，有思想与顺序可循。讲道不离体，离体不为道，"道法自然"。讲道，比天地，比日月，比山河，比龙虎，比飞禽走兽，讲的都是身体。所以，习练八部长寿功，本意须时时在体内流转。神不外驰，才能凝练成灵珠一粒，破邪祛病，延年益寿，所谓"神在身，身常健，不修炼，自成仙"。否则，把八部长寿功当作一般的养生动功，当作一般的导引吐纳，神光外驰，元气走散，就完全背离了"八部长寿功"的真谛。

第一部 窃吃昆仑长生酒

功理：

"昆仑"，是古代传说中的神山，这里形容人体的头部。头部在人体最高处，为六阳之首，是修炼机窍最多的地方，也是静功修炼的着手处。"长生酒"，不是指平常市场上卖的酒，而是指人体口中的唾液、口水，又称"金津玉液"，可除病健身，长生久视。"窃吃"，不是偷吃，是指自己吞咽口水时他人不知不觉。八仙之一的吕洞宾祖师在《百字碑》中曰："自饮长生酒，逍遥谁得知。"先祖对这部功有诗一首作为概括：

> 昆仑山下一清泉，泉中有水流万年。
>
> 有人窃吃泉中水，活个长生不老仙！

我根据自己几十年的经验，写了四句诗作为注解：

> 龙吸九江水，虎登万重山。
>
> 阴阳交换处，火内开白莲！

"龙"者，舌也，为心之苗；"虎"者，齿也，为肾之苗。心为阳，为离，为火；肾为阴，为坎，为水。"九江水"即口水，"万重山"即头部。"龙吸水，虎登山"，正是坎离相合，水火相济，"阴阳交换"。如此时时相交通融，阴阳平衡，定会"火内开白莲"，岂有不延年益寿之理！

这个"窃吃长生酒"，不是尘世之酒。我们道家经典《元道真经》上讲，它是坚精补髓、固护五脏、归根复命之法。一般修道的人、得道的神仙都离不了这一步。我体会这个长生酒作用很大。天黑了你想睡觉时，请先不要睡，睡觉前慢慢咽几口至二十几口口水，晚上躺在那里，灵灵醒醒，打坐精神，不昏沉，不糊涂。你想祛病，让舌在口里轻轻搅动，想象舌在病灶部位搅动，如此坚持练习，疾病可得以治愈。

中医认为舌是人体相对独立的部分，主要脏腑在舌上都有特定的部位：舌尖属心肺，舌中属脾胃，舌根属肾、膀胱，舌边属肝胆、四肢。舌体是人体的缩影。当人体的脏器有病，首先心动意引，用舌搅动口水，口水里有高级能量，通过以意领气，意到，气到，血到，液到，力到，就能够治病。

本部功法关系重大，《黄庭经》曰："至道不烦也。"意指大道至简至易。窃吃"长生酒"，不论男女老少，不论身体强弱，不论行站坐卧，不拘室内野外，随时随地都可以练习。大家多练，潜移默化，佳境无穷。

功法：

1.身体松立，口闭齿合，以意引津，舌尖在口内上下左右来回任意轻轻搅动，哪里有病，就想象在哪里搅动。

2.当口水满口时，分三次慢慢咽下至"太上老君的八卦炉"，也就是咽到下丹田（脐下腹内），将一切病菌病毒在炉内炼化，或从二便、毛孔排出，则疾病渐愈。但要注意，没有口水时不能干咽，干咽有火，容易导致喉咙干燥、干渴。

第二部　升降日月任督走

功理：

任、督二脉属奇经八脉。任脉在前，属阴，走胸腹正中，上到头顶，六阴经脉都来交会，是"阴脉之海"，有调节全身六阴经脉之气的作用；督脉在后，属阳，走腰背正中，上至头顶，六阳经脉都来交会，是"阳脉之海"，有调节全身六阳经脉之气的作用。任、督二脉是练功的主要运气路线。"升降日月任督走"，目的是祛病健身，也是为修炼静功打基础，大药冲关之时一定要走这条路线。

"升降日月"，升者为日，降者为月。"日月"指人体坎离之中的精华。升降日月，是人体先天之气上下来回转动，带动后天五谷之气。那么，先天之气又由什么来诱导呢？用不用意念呢？我们说，不用之用。如果你一心用意念，就成了后天的意识了。心里一动，已经是机灵（真意、灵感、直觉），它自动带动阴阳二气，何必再加那么多意念！还有你的神光，也是领导阴阳二气沿任、督二脉转动的。阳气从督脉尾闾穴（尾骨端与肛门之间）沿腰背上升，经头顶到上唇人中穴（上唇坑中线三分之一处）；阴气从任脉舌根开始，向下经喉部、胸部、腹部中线到会阴处，这就是任、督二脉气流的循环路线。任、督二脉通畅了，阴、阳二气相互交融，调节后天五谷之气达到平衡，就会百病消除，健康长寿了。

功法：

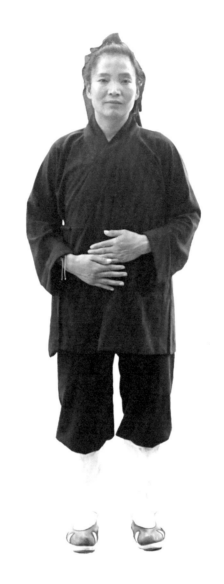

【2-1】起势：左脚向左平开一步，左右手覆于脐之上下。

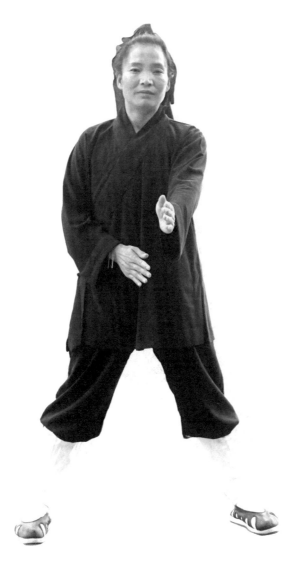

【2-2】双手翻转一圈，转立掌，左掌在前，右掌在后，左掌提至胸前，右掌置于左手腕处，手指向上，稍停。

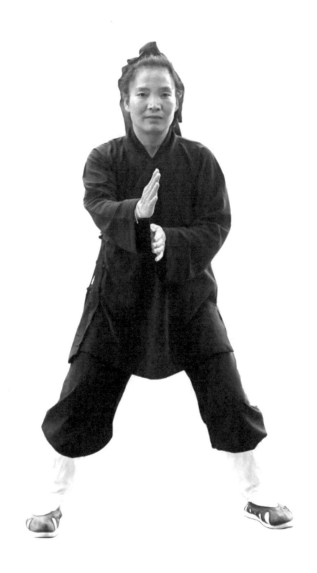

【2-3】双掌向内旋转下降，同时屈膝略成马步，双手由胸部往下走。随手降落时，稍微意想"火球"在手中滚动，由上往下走。

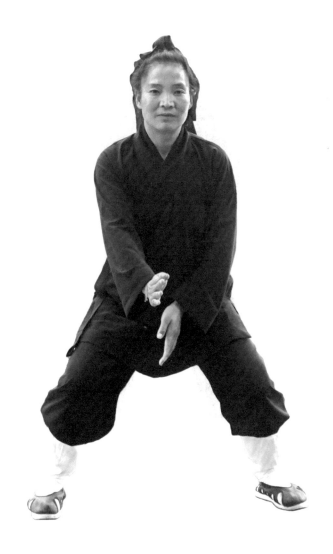

【2-4】双手继续向内旋转下降至小腹部，两腿屈膝成正马步，随着手中"火球"的滚动，体内亦有"火球"沿任脉下降至会阴部，稍停。

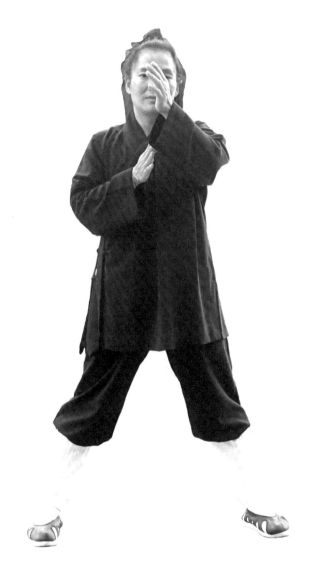

【2-5】两掌向外旋转上升，意想会阴部之"火球"从尾闾穴沿督脉上升。

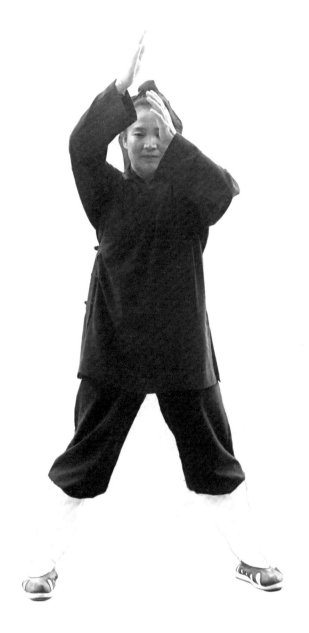

【2-6】双掌继续外旋上升，同时渐渐直膝，意想"火球"沿督脉
继续上升。

双掌继续外旋上升至头顶，手指向上，右手停于左腕处；同时意想"火球"沿督继续上升，经玉枕、百会，至泥丸宫稍停（同图 2-2），然后双手下降，动作与图 2-2、2-3、2-4、2-5、2-6 相同。如此反复进行，不计次数。

收式：双掌降落至脐部时，意想"火球"也降至丹田，双手变横掌，掌心向内，上下旋转一周，左掌覆于脐上，右掌覆于脐下，稍停，收回左脚。收式与图 2-1 一致。

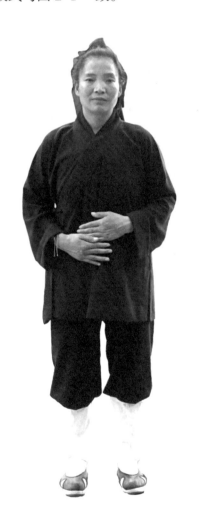

第三部　内转太极行八卦

功理：

　　人体虽小，暗合天地。天有日月星，人有精气神；地有山脉河流，人有经络血脉。宇宙万物无不在阴阳、八卦之中。《道德经》说："道生一，一生二，二生三，三生万物，万物负阴而抱阳，冲气以为和。"

　　本功法就是效法自然，模仿太极、八卦的运行，引导人体内部元气循环转动，返朴归真。先是无极生太极，双掌由腹部自左向右，由小到大旋转划圈，将全身的元气收拢至黄庭中央；接着是四象，以两乳为中央，双臂左右走"∞"形。左行螺旋"S"形气路推动阳气，右行螺旋"S"形气路推动阴气，用先天之气活动全身。先天元气活动开了，即使后天之气薄弱，也能缓转过来。

　　接着是内行八卦。

　　第一卦到第四卦，是一个"∞"形的气路；第五卦到第八卦又是一个"∞"形气路。这个双螺旋运动，使人体与天地相沟通，不断摄取先天之气进入体内，不断调整体内阴阳二气的平衡，使心火之气和肾水之气两相充盈，以实补虚，以虚化实，阴阳平衡，阴阳合一，身体自然充满生机。心是君主之官。这部功法，双臂不论是旋转画圈，还是走"S"形、"∞"形，气在全身周游，始终以绛宫为中心，就像周天星斗围绕着紫微星转动一样，体现了心神的主导作用。

功法：

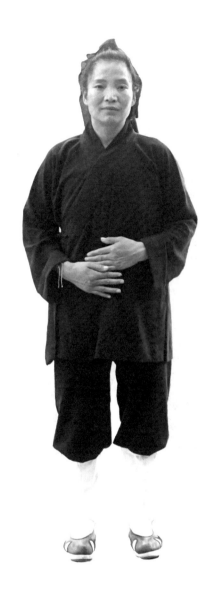

【3-1】起式：左掌覆盖在脐上，右掌覆盖在脐下，是为"无极"。

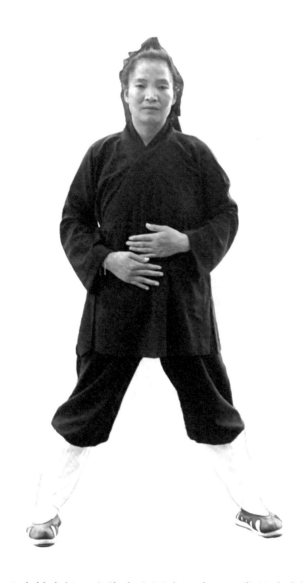

【3-2】内转太极：左脚向左迈出一步，双掌以脐为圆心，向左、向上、向右、向下按顺时针方向划圈（划圈时中指尖相对，不相接），越转越大，如抱小球变大球（图3-2、3-3、3-4）。

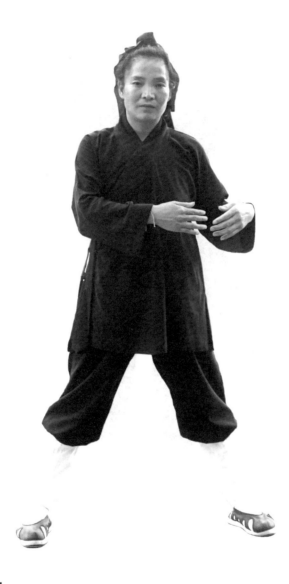

【3-3】

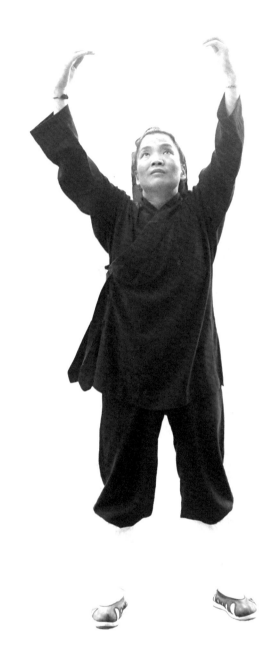

【3-4】双掌划圈越划越大，高过头顶。顺转太极的次数不限，任其自然。

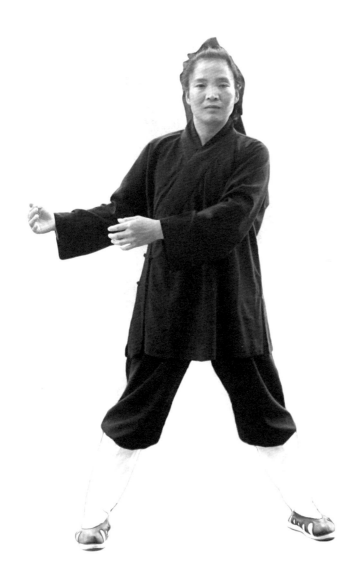

【3-5】

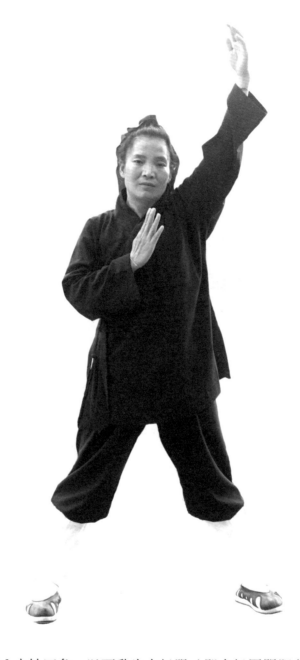

【3-6】内转四象：以两乳为太极眼（即太极图阴阳鱼之眼），以身体中央任脉为阴阳鱼之中央线，双手旋转。转法：当划圈至左侧上最高处时，左掌在上，右掌在下，掌心相向。

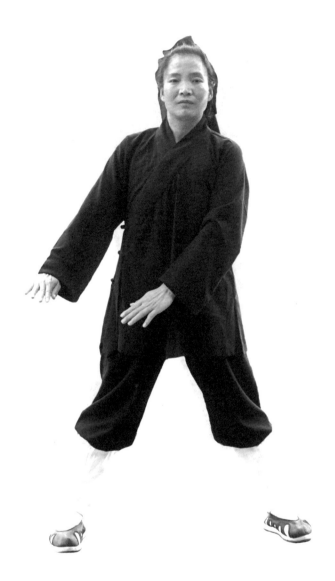

【3-7】左手弯曲，沿左耳侧降至身体右前方，同时右掌心转向内，从左肩过左乳，沿任脉下降至小腹部伸直。

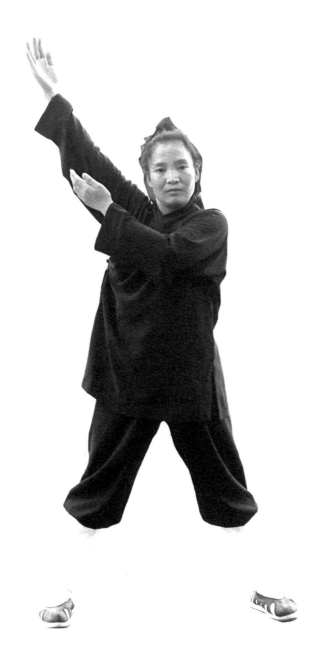

【3-8】右掌继续向右上方旋转，右臂伸直，高过头顶，左掌也沿右掌的路线旋转，经右肋至头右侧，掌心相向（图3-8、3-9）。

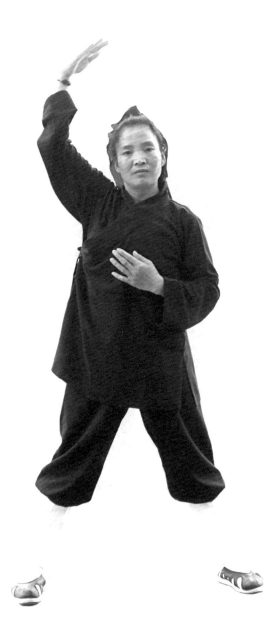

【3-9】

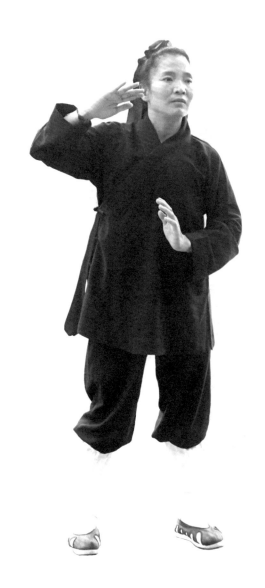

【3-10】左掌经右肩过右乳沿任脉下落至小腹部，右手弯曲，沿
右耳侧下至右肩。

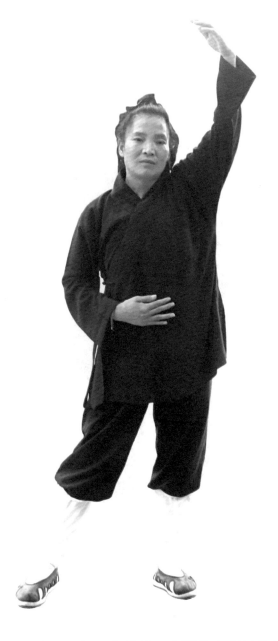

【3-11】左掌继续向左侧上方旋转，左臂伸直高过头顶；右掌也
沿左掌的路线旋转，经左肋至头左侧，掌心相向（图3-11、3-12）。
如此反复练习，次数不限，任其自然。

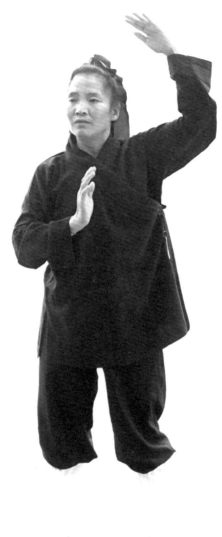

【3-12】

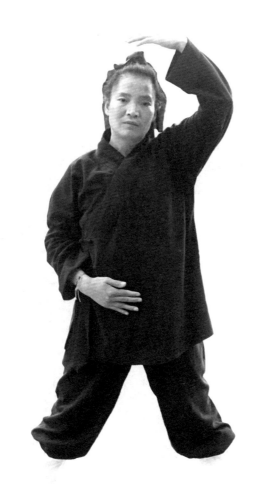

【3-13】运行八卦。第一卦：当"内转四象"两掌在左侧上方时，右掌从左肩经左乳沿任脉下落至小腹部，掌心相向；同时，左掌弯曲覆在头上，距离约三寸，掌心对百会（如北斗天罡式）。

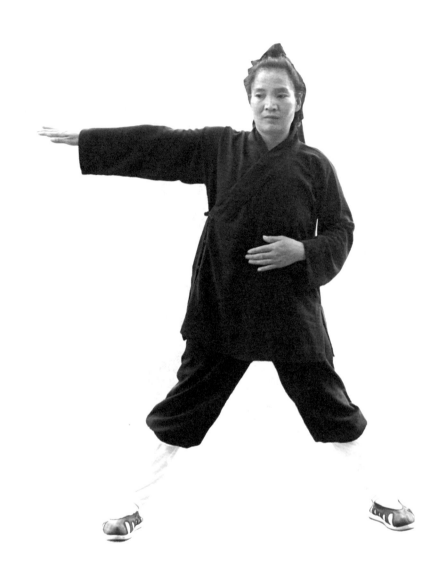

【3-14】第二卦：身体向右稍转，同时右掌划弧转向右后，掌心向左下，左掌落至胸前，掌心向胸。

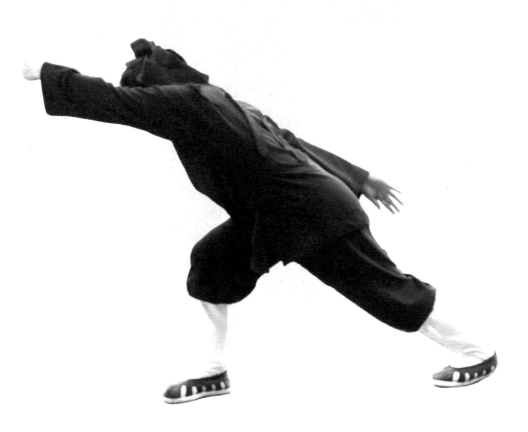

【3-15】第三卦：转体向右成右弓步，右手直臂向右上后方划弧至左胯后；同时，左掌经右膝前向下划弧，向右上推举，身体向右前倾，左掌变勾掌。

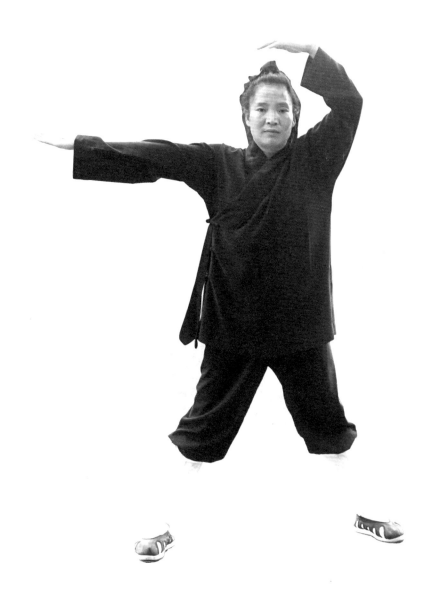

【3-16】第四卦：左掌收回至头上，掌心对百会，同时右臂从下向右上托举，掌心向上，身体恢复正直，面向前方。

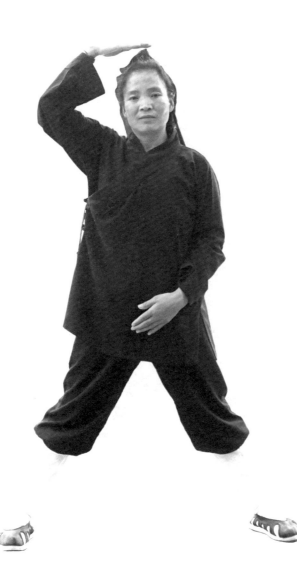

【3-17】第五卦：左掌沿左耳旁下落，沿任脉下落至小腹部，掌心向内；同时，右掌上撩覆在头上，掌心向下。

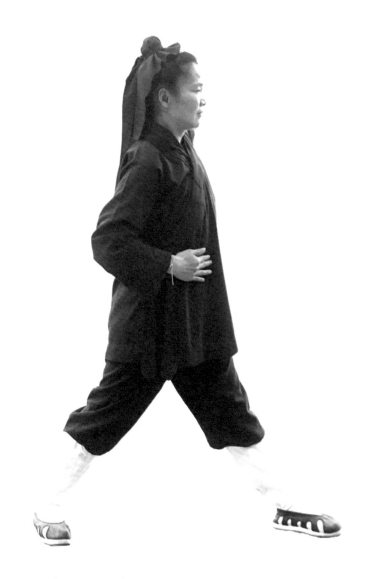

【3-18】第六卦：身体向左稍转，同时左掌转向左后，掌心稍向后，右掌落至胸前，掌心向胸。

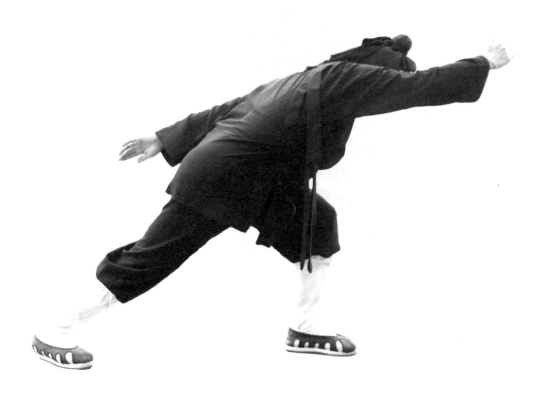

【3-19】第七卦：转体向左成左弓步，左手直臂向左上后划弧至右胯后，同时右掌经左膝前向下划弧，向左上推举，身体向左前倾，右掌变勾掌。

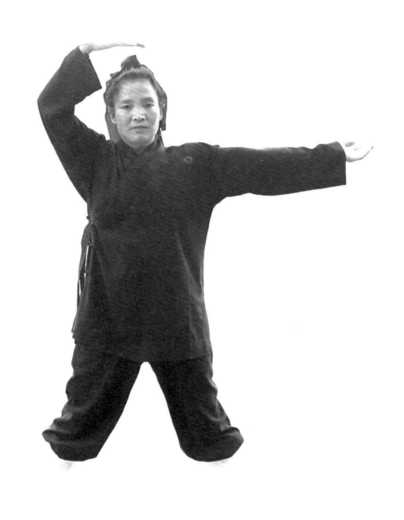

【3-20】第八卦：右掌收回至头上，掌心对百会，同时左臂向左上托举，掌心向上，身体恢复正直，面向前方。内行八卦重复多次，次数不限，任其自然。

回转四象：动作路线同"内转四象"，但方向相反，次数不限，顺其自然。

回转太极：动作路线同"内转太极"，圆圈由大变小，越转越小，但方向相同。

收式：双掌上下转动几圈，收回至脐之上下，回归"无极"，如起式。

第四部　大转逍遥乐无忧

功理：

每当天气晴朗，云消雾散，旭日东升或夕阳西下时，我们可以看到太阳周围有两个火圈，红色的在外，黄色的在内。两个光圈转动，有时飞快，有时又慢悠悠的，悠然自得，逍遥自在。左一圈，右一圈；上一圈，下一圈；快一圈，慢一圈。如此反复转动，不断向天空释放出一道道光华、一束束能量。日有光圈，月有月华。月亮周围的光华，像锦云捧珠，五色鲜莹，同样是珍贵的元气能量。

本功法就是仿效日月的这种状态，自然放松，心胸开阔，逍遥快乐，两手抱球如日月任意转圈，不计数，不强求，想快就快，想慢就慢，想练几遍就练几遍，腰身随着双手自然晃动，把全身的经络（尤其是奇经八脉之带脉——全身经脉的枢纽）活动开，阳气焕发，仿佛与天地融为一体，身体充满了活力。

功法：

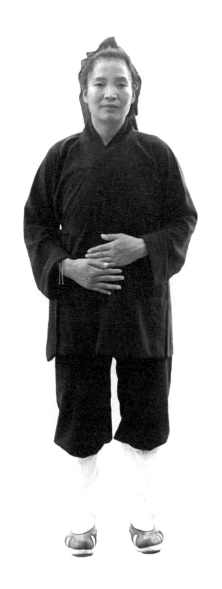

【4-1】起式：左脚向左迈出半步，左掌覆于脐上，右掌覆于脐下。

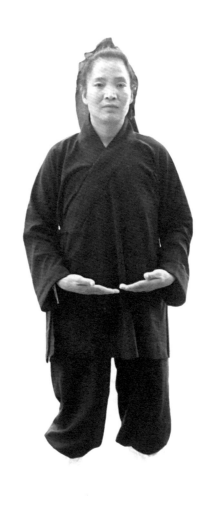

【4-2】双手仰掌置于腹前，指尖相对（不相接），掌心斜向上，形如抱球。

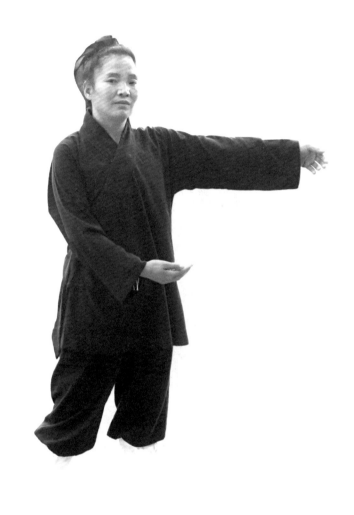

【4-3】抱球下摆：以肩为轴心，双手如抱球，慢慢左右摇晃，由小变大（图 4-3、4-4、4-5）。

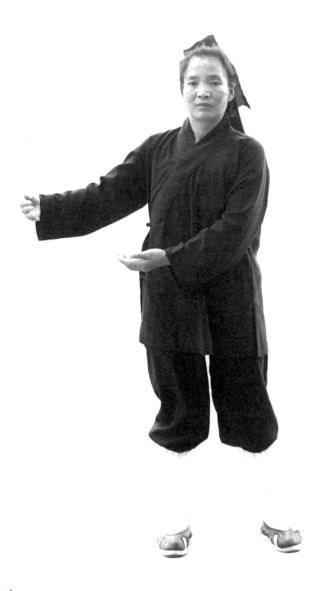

【4-4】

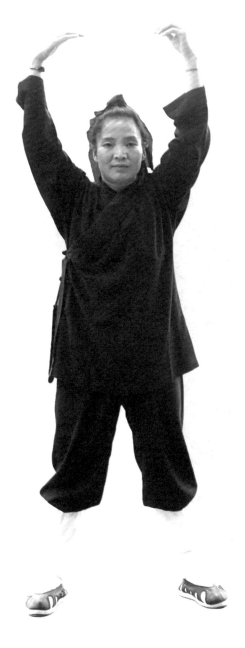

【4-5】抱球翻转：继续抱球摇晃，左右快速晃几下，即从左向上
（过头）、向右、向下顺时针转一圈，回复到（图4-3、4-4）的动作；
左右摇晃几下，再快速左右晃几下，即从右向上（过头）、向左、向
下按逆时针转一圈，回复到（图4-3、4-4）的动作。如此反复多次。

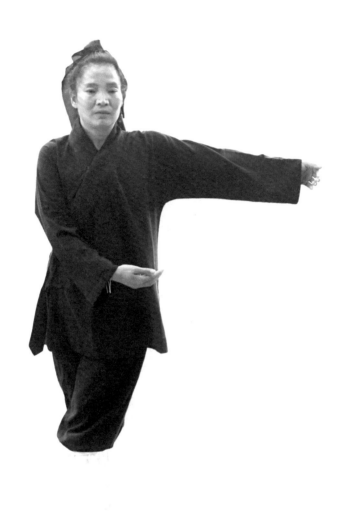

【4-6】托球上举：抱球向右如带球状，右脚经左脚后，向左侧迈一步，两脚成交叉步，左腿在右腿前，双手托球。

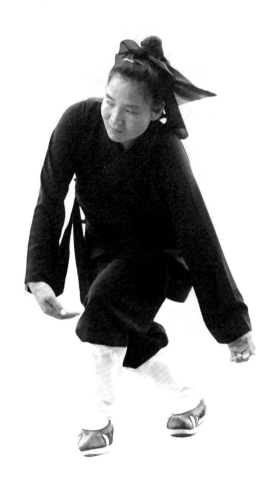

【4-7】身体随即向左后翻转。

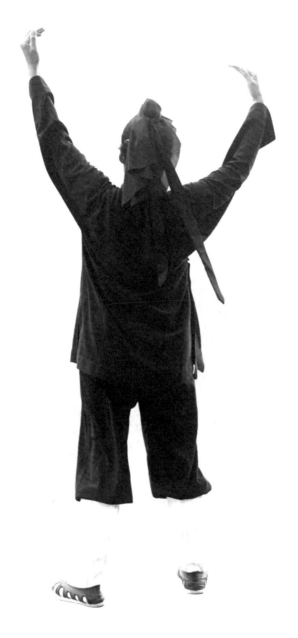

【4-8】双手托球至头正上方，身体正直。

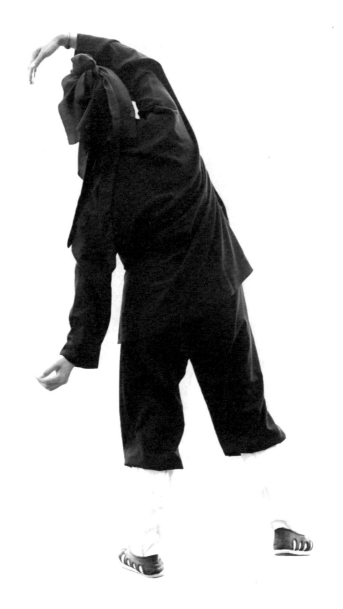

【4-9】双手向左后下摆，左手置于左身后，右手置于头上，掌心
稍相对，双手如抱一大球。

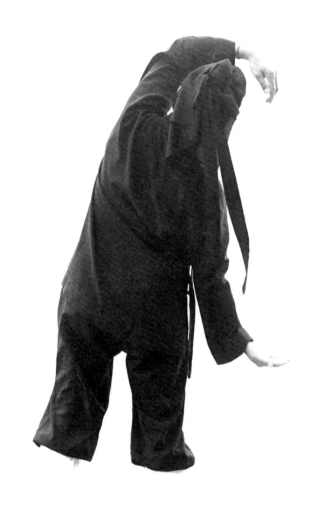

【4-10】右手下摆至右后，左手同时移至头上左侧，掌心稍相对，如抱一大球，上身亦随之拧向右后。

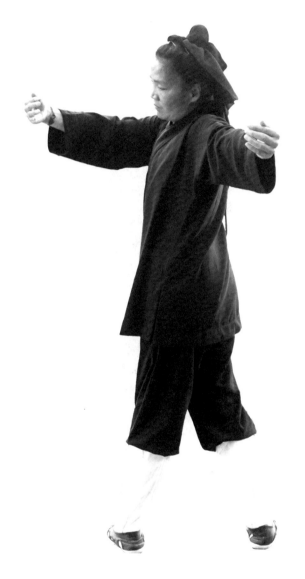

【4-11】抱球平带：两手平行转至胸部抱球，拧身，以腰为轴，向左后、右后来回晃球（图4-11、4-12）。

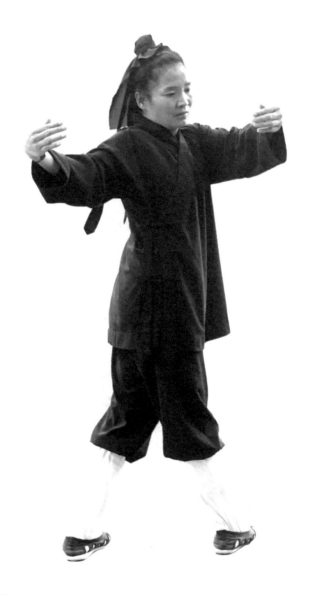

【4-12】

抱球下摆：同图 4-3。

抱球翻转：同图 4-5。

托球上举：同图 4-6。

抱球平带：同图 4-11。

收式：同图 4-1，抱球下摆的动作，晃球的幅度由大逐渐变小，转掌心向内，上下旋转几次，覆于脐之上下，左脚收回，静待片刻。

本部功晃球和转身的次数不限，任其自然，但要逍遥自在，心境快乐。

第五部　大雁腾空降吉祥

功理：

大雁腾空，心空为宗。

人的疾病，在很多情况下是由于思想紧张，想不开所致。所以，要求我们保持心空。《黄帝内经》曰："恬淡虚无，真气从之，精神内守，病安从来。"

本部功法仿大雁翱翔，展翅一身轻，天高任鸟飞。丢掉一切杂念，忘掉所有的世俗烦恼，无忧无虑，全身放松，舒展双手，如大雁展翅，在天空中盘旋遨游。双眼微闭，似闭非闭，俯视大地。这个大地是体内五脏六腑之气的变化，但那里也像广阔的天空，空荡荡的，什么都没有。于是自由自在，心无挂碍，神清气顺，气聚本体，返朴归真，这就是"降吉祥"。

功法：

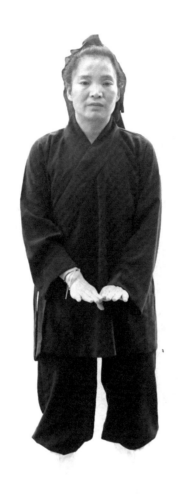

【5-1】起式：左脚向左迈出半步，两手指尖向前，变两阴掌，掌心向下，置于腹前，拇指相挨，像大雁的尾巴。

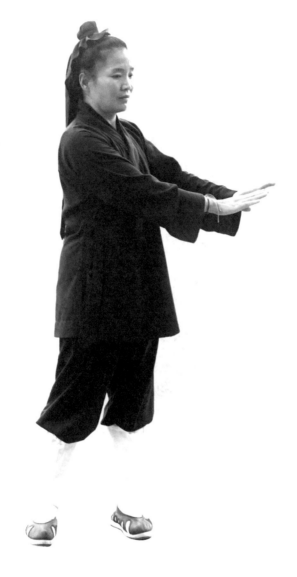

【5-2】展翅腾飞：双掌犹如大雁的翅膀左右轻柔摆动几下（图
5-2、5-3）。

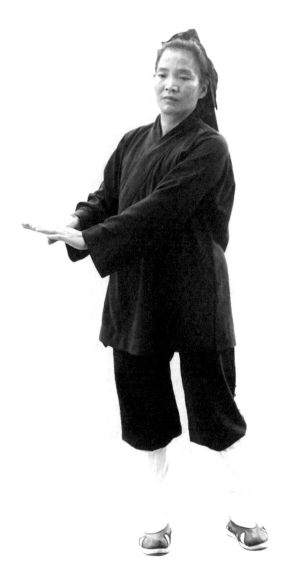

【5-3】

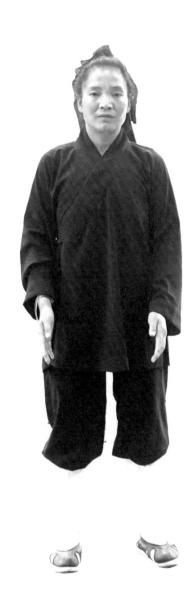

【5-4】两掌一开一合。

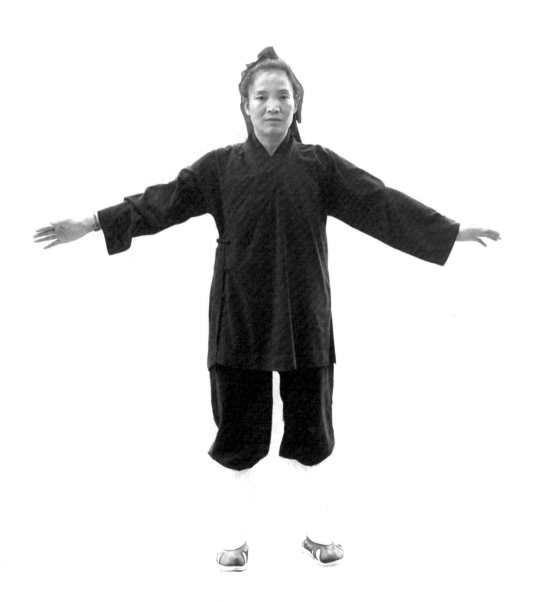

【5-5】两掌随即左右分开，以腕、肩为轴，开合如扇翅，由小到大，由下而上，向两侧扇动至与肩平，然后掌心向下，两臂向左右伸直，上下扇动（图5-5、5-6）。

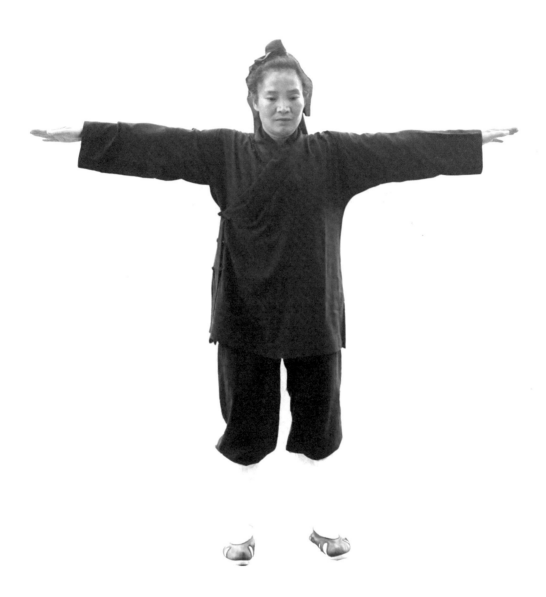

【5-6】

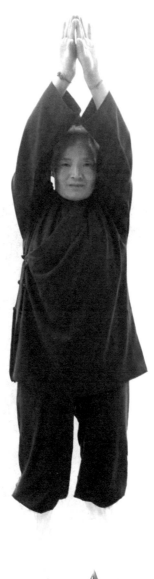

【5-7】两臂向上伸直，以掌背在头顶上方相拍，然后双手下落与肩平。如此上下起落，连拍三次，如大雁腾空，展翅奋飞。

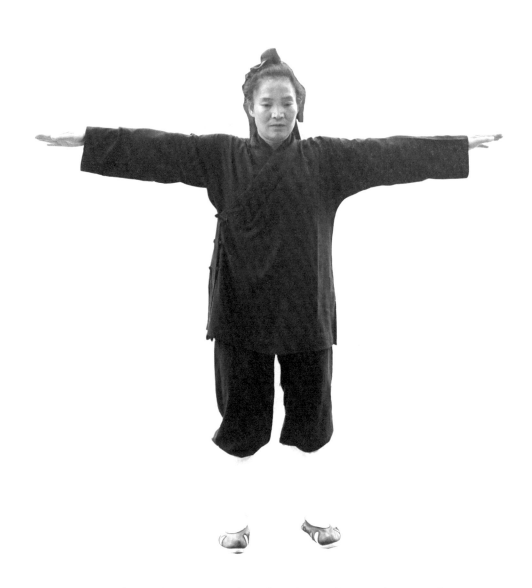

【5-8】第三次拍翅时，双掌手背在头顶相拍，两脚跟同时提起，脚跟与双臂随即一同下落，双臂伸直与肩平，掌心稍转向前，然后掌心向下，目光内视，如雁俯视大地，静待片刻。

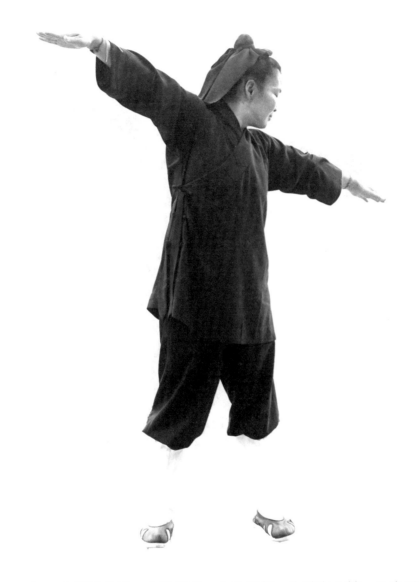

【5-9】滑翔盘旋：右手稍高，左手稍低，头稍向左转，目光通过左手手臂看指尖；同时，身体向左后拧转，稍停。

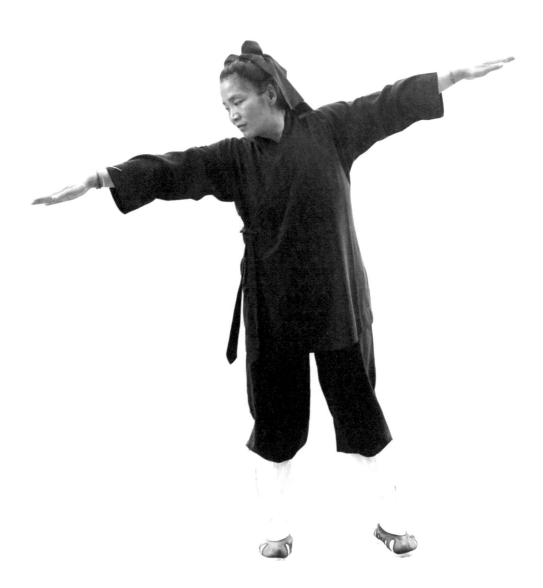

【5-10】身体向右转，左手高右手低，头也随之稍向右转。

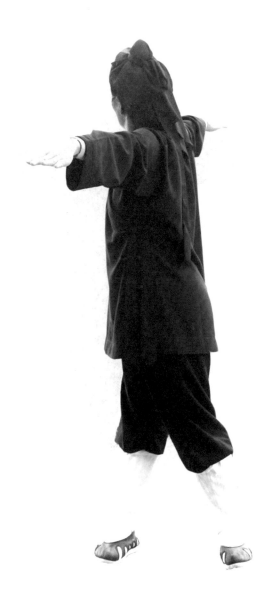

【5-11】身体继续向右后拧转，目光通过右手手臂看指尖，就这样左手高右手低，右手高左手低，如图5-9、5-10、5-11，反复地左右来回转体，目视指尖，像大雁在高空俯视大地，滑翔盘旋。

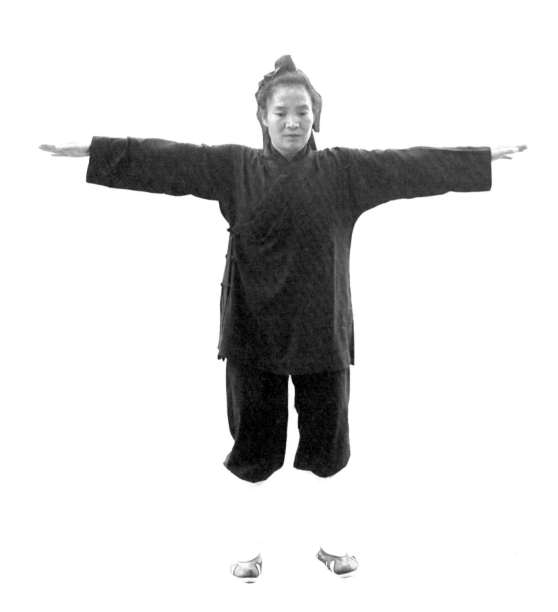

【5-12】滑翔完毕，身体恢复正直，两臂平伸，与肩同高，掌心向下。

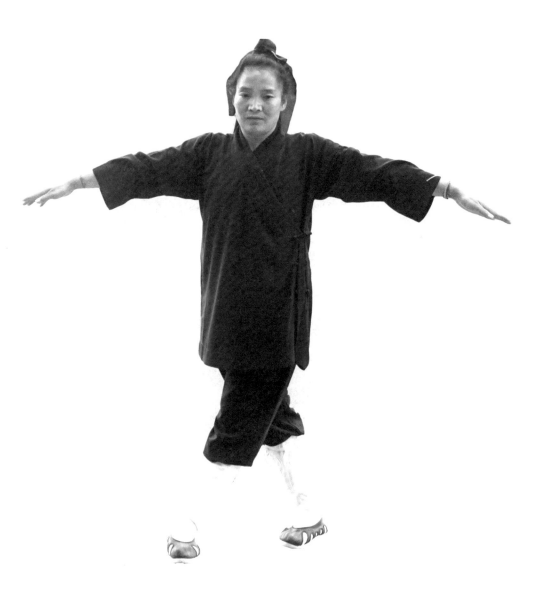

【5-13】择地下降：左移复位。右脚经左脚后向左侧迈一步，两腿成交叉步，右腿在左腿后，同时双手如鸟翅一般，柔和、不停地上下扇动，接着双臂恢复平伸状态。

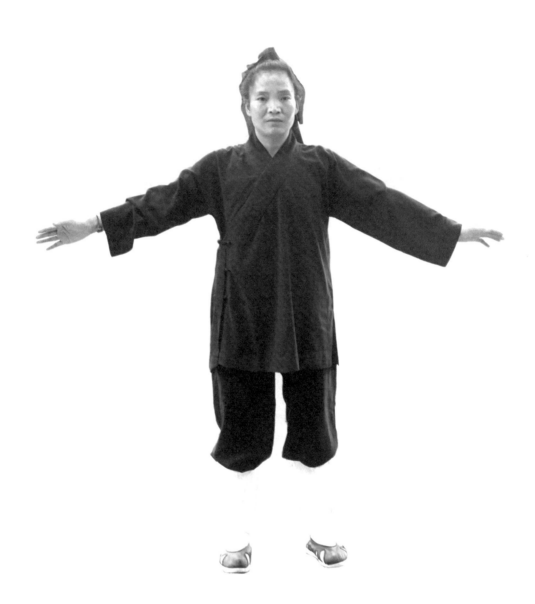

【5-14】左脚经右脚前向左侧迈步，两手上下不停扇动，恢复平伸姿势。

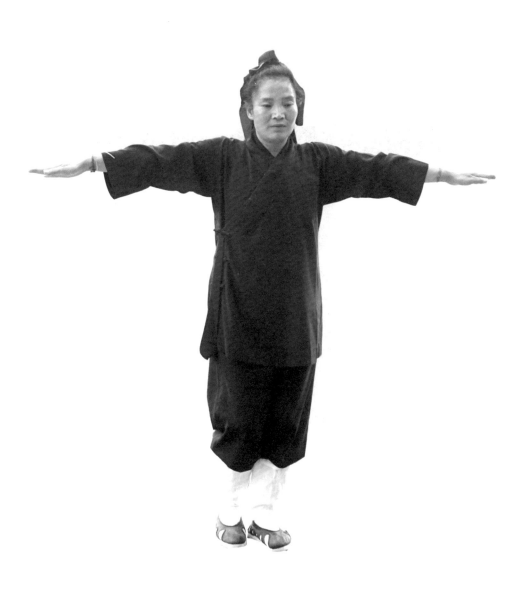

【5-15】如此迈步、扇动，重复多次后，恢复成双手平伸，掌心向下，身体自然站立的姿势。

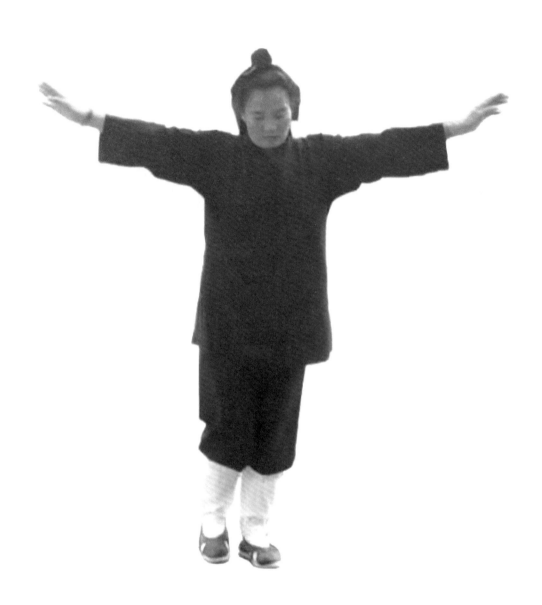

【5-16】右脚向左脚靠拢，脚尖点地，两手轻微扇动。

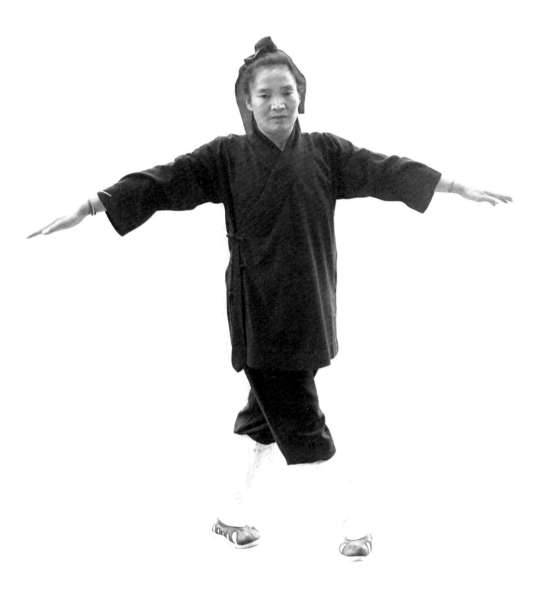

【5-17】右脚向右侧迈一步，同时双手扇动。左脚经右脚后向右侧迈步，双手扇动，此时左腿在右腿后，即右腿在左腿前。

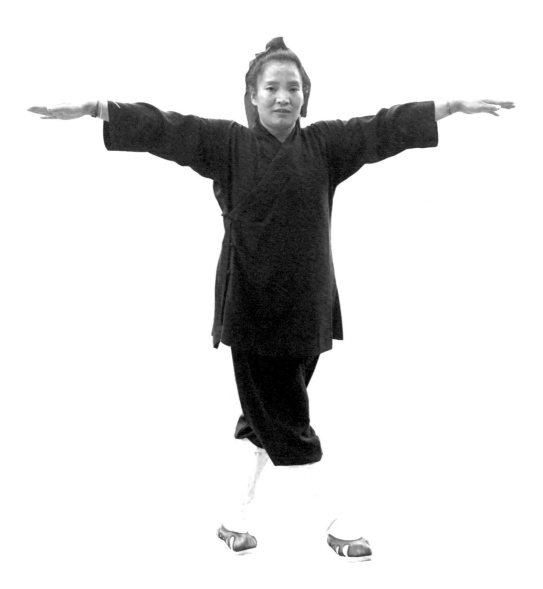

【5-18】

右腿从左腿前向右侧迈步，双手扇动，恢复平伸状态（图5-14）。如此迈步、扇动，重复多次后，恢复成（图5-15）的动作。

右移复位：左脚经右脚后向右侧迈步，两腿成交叉步，左腿在右腿后，同时双手如鸟翅一般，柔和、不停地上下扇动，接着双臂又恢复平伸状态（图5-18）。

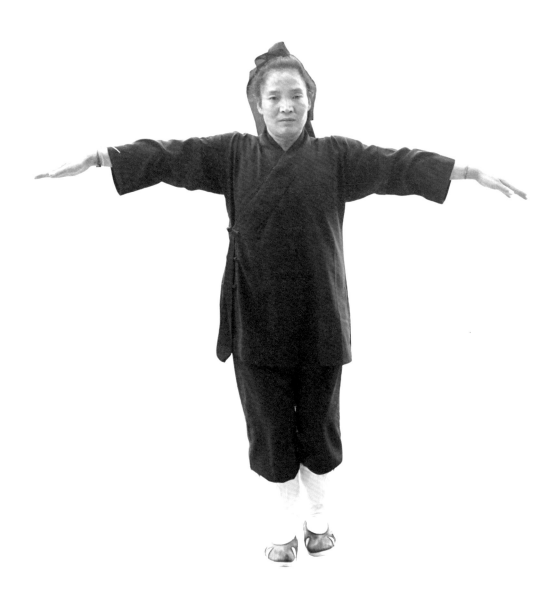

【5-19】右腿从左脚前向右侧迈步，两手上下扇动，又恢复平伸状态（与图 5-14 相同）。如此迈步、扇动，重复几次后，恢复成图 5-14 的动作。左脚向右脚并拢，脚尖点地，两手轻微扇动一下。

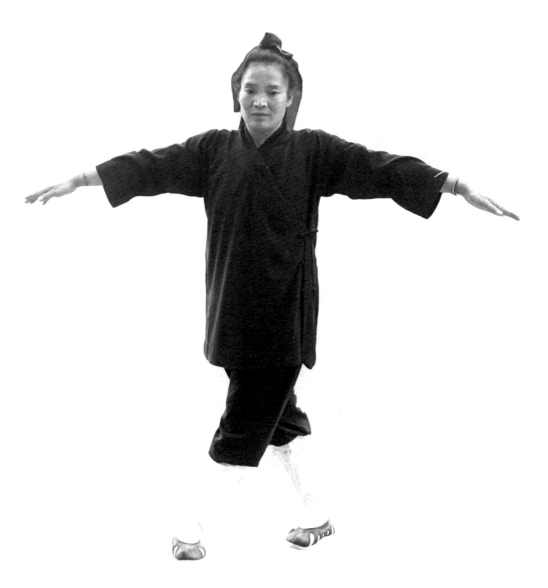

【5-20】左脚经右脚前向左侧迈步，双手恢复平伸状态（图5-14）。

如此迈步、扇动重复多次后，恢复成图5-14的动作。

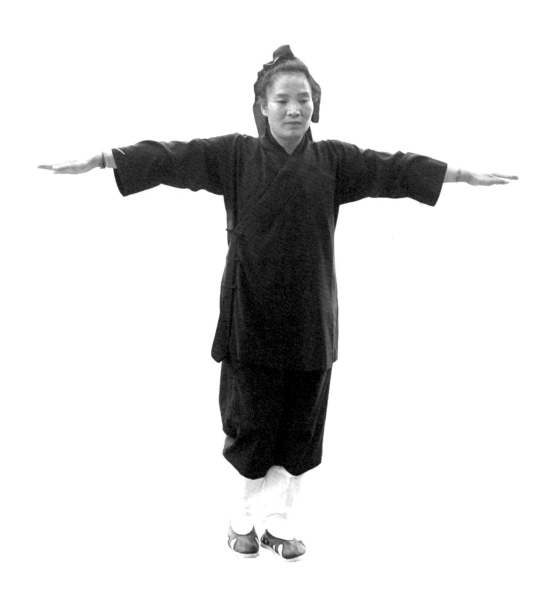

【5-21】画八卦：（1）右脚画圈。两膝微屈，右脚尖点地，身体
重心落在左腿上，稍屈膝。

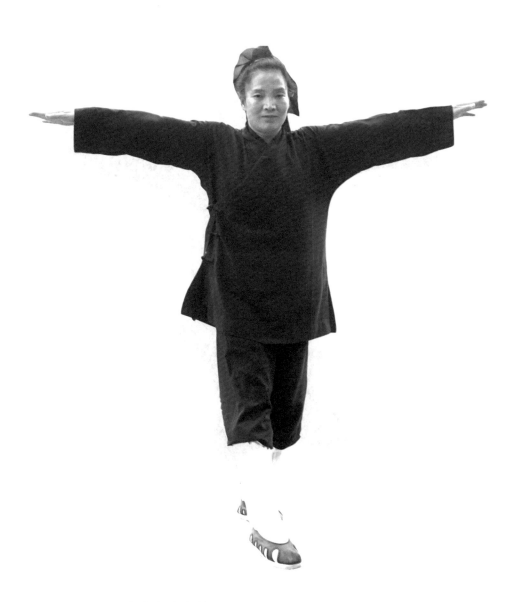

【5-22】右脚虚步向前。

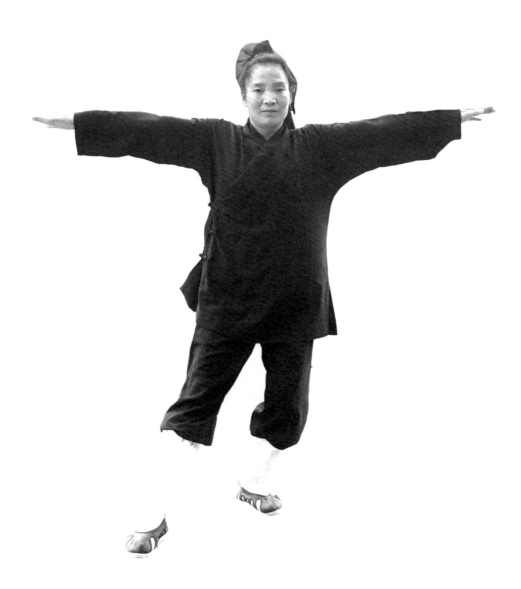

【5-23】右脚向右外、右后顺时针划圈，收回至左脚脚跟处，脚尖点地。

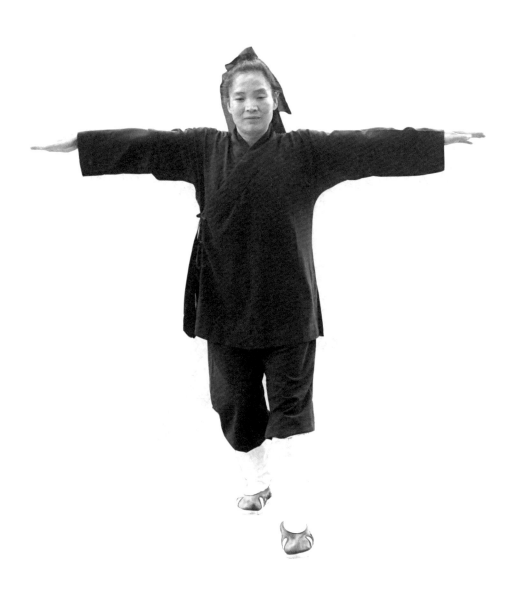

【5-24】（2）左脚画圈。右脚跟落地变实步，身体重心落在右腿上，稍屈膝；左腿变虚步，脚尖点地，左脚虚步向前，向左外、左后逆时针划圈（图5-24、5-25），左脚收回至右脚跟处，脚尖点地。

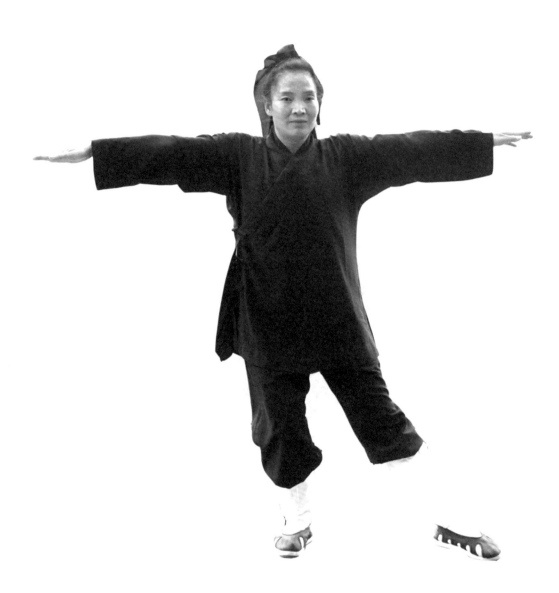

【5-25】

如此反复进行后，恢复成（图5-14）的动作。

点步：右脚向左脚靠拢，脚尖点地，身体重心放在左腿上，同时双手扇动（与图5-16同）；右脚向右迈步，双手扇动，恢复到图5-14的动作。

左脚向右脚靠拢，脚尖点地，身体重心放在右腿上，同时双手扇动（与图5-19同）；左脚向左迈步，双手扇动，恢复到图5-15的动作。

可重复多次。

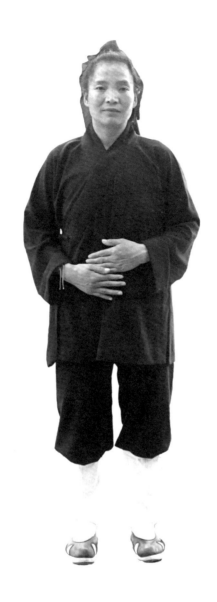

【5-26】

收式：两脚直立，双手扇动（与图5-6同）；双手渐渐向前回收到腹前，两掌相靠（与图5-4同），掌心朝下，拇指与拇指相挨，象征雁尾（与图5-1同），两掌向左、向右摆动几下（与图5-2、5-3同）；接着，掌心向内，两掌相绕旋转一圈，收回至脐部，一掌贴于脐之上，一掌贴于脐之下（图5-26）。

第六部　浪里行舟漂海洋

功理：

浪里行舟，安心不动。

心与气一体，真气的动依靠元神的静。练功就怕心惊，所以，要求时时刻刻把心稳定下来。就好比大海茫茫，我们坐在小舟上，海浪一高一低，但我们稳如泰山，心里安安静静、平平淡淡，风吹动着我们的衣服，飘飘荡荡，潇洒自然，快快乐乐。这个舟在哪里？就在我们身上。虽然心安安稳稳，我们身上的真气却如大海的海浪，忽上忽下，忽起忽落，有节奏，又有力量。

功法：

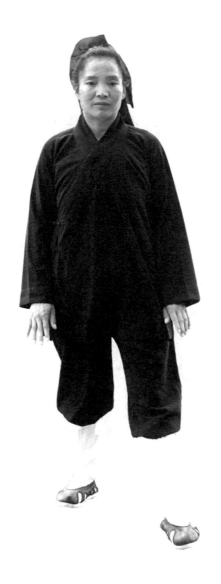

【6-1】起式：自然站立，左脚向左前方迈一步，双手提起，掌心向下，五指朝前，平行分开，置于腹部两侧。

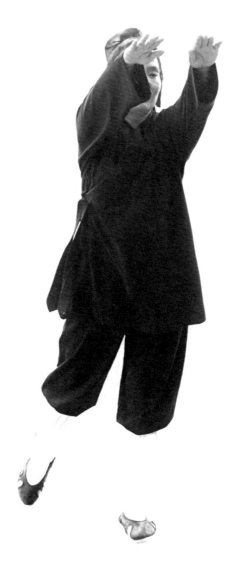

【6-2】推舟式：双掌向下、向前、向上作弧形推去，身体也随之前倾，至手与肩平时伸直双臂，左腿伸直，同时右腿蹬直，脚跟离地，脚尖点地。

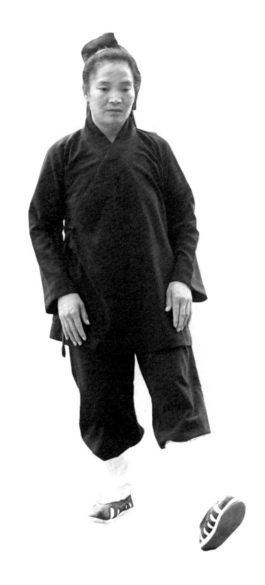

【6-3】右腿屈膝，身体后仰，重心落在右腿上，左腿蹬直，脚尖抬起；同时，双手沿原先推出的弧形回收至腹部两侧。如此反复前推后仰，如船在大海中一高一低，随海浪漂荡。

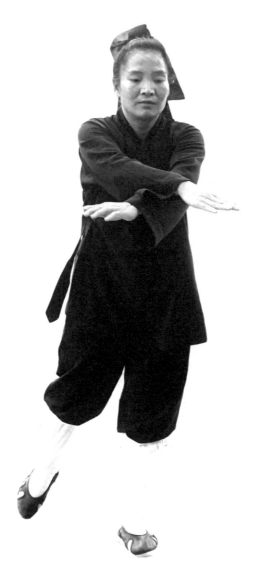

【6-4】摇橹式：当推舟推至前上方时，两手手腕交叉，掌心向下。

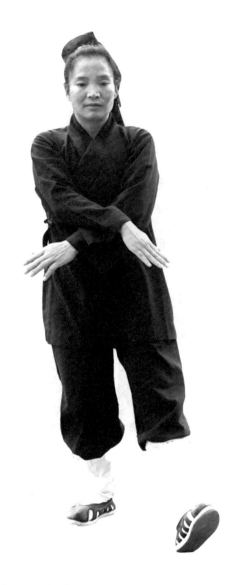

【6-5】双手向下、向内，沿弧形收回至小腹部，双手仍交叉；同时，身体后仰，左脚蹬直，脚尖抬起，右腿稍屈膝，身体重心落在右腿上。

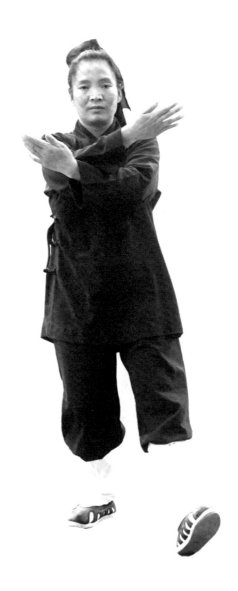

【6-6】身体稍后仰，同时双手交叉向上提，然后翻掌，掌心向内。

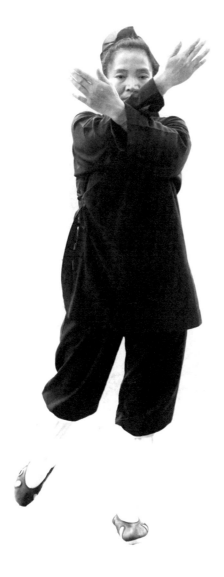

【6-7】双手向前推至双臂将要伸直时，两手左右分开，掌心向上平行向前；同时，身向前倾，重心放在左腿上，左腿稍蹬直，右脚跟提起（图 6-7、6-8）。

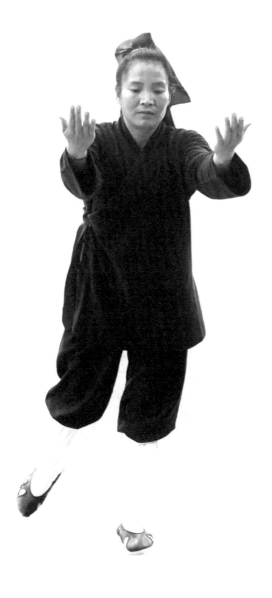

【6-8】

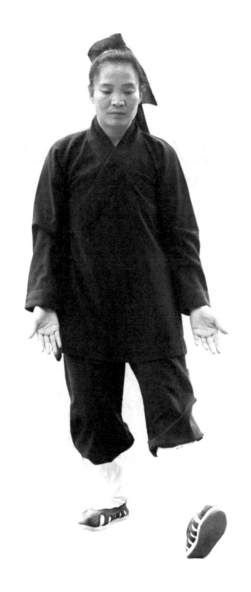

【6-9】双手向下、向内、向后，沿弧形收回至身体两侧，两臂伸直分开，手心朝前；同时，身体后移，右腿稍屈膝，重心在右腿，左脚跟点地。

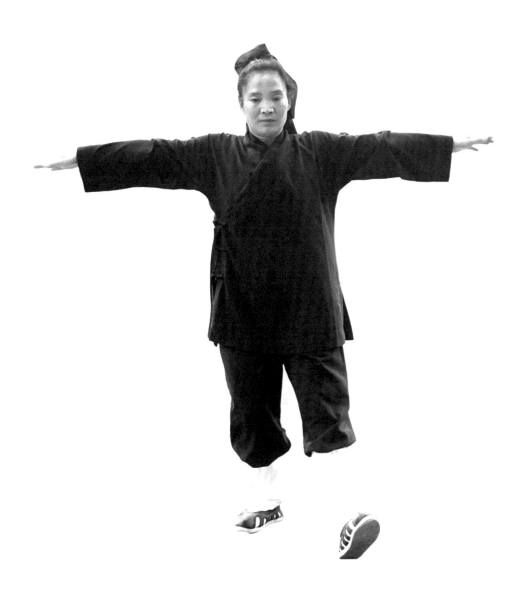

【6-10】双手向后、向上划弧，与肩平，同时右腿蹬直，身体向
上稍伸展（图 6-10、6-11）。

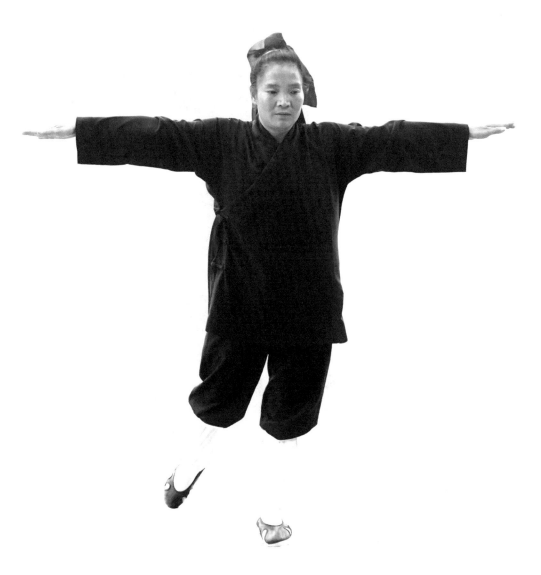

【6-11】

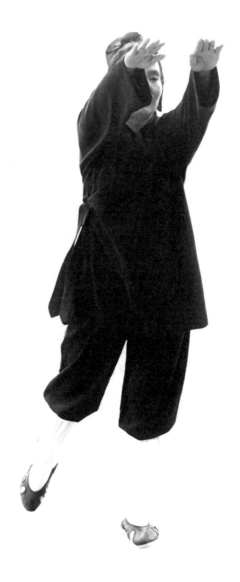

【6-12】身体前倾，双手向前划弧，划至双手平行伸直向前，掌心向下，重心落在左腿上，左腿稍蹬直，右脚跟抬起。

双手交叉，如（图6-4）然后，作摇橹动作，反复多次，与（图6-4）至（图6-11）的动作相同。

推舟式：摇橹动作反复多次，最后成（图6-12）的动作时，还原成推舟式，整个动作与（图6-2、6-3）相同。

以上各式均可在左腿累时改换为右腿在前的动作，重复多次。

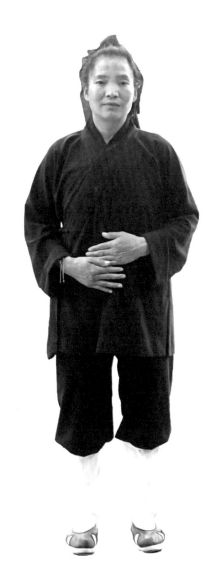

【6-13】收式：推舟动作反复做多次，最后双手收回至小腹部，左脚（或右脚）收回，两手变横掌，掌心向内，上下转动一圈，收回，左手覆盖于脐之上，右手覆盖于脐之下。

第七部　白鹤踏波定神思

功理：

白鹤仁立，定心宁神。

鹤是长寿的象征。它总是一脚独立，一脚收起，勾头内视，闭目守神。神去气散，神守气聚。我们想要身体健康，就要去除各种思虑，将心放宽，让神思常常守住，不外驰。神思外驰，元气就乱跑，身体就像没有人管一样。广成子说："抱神以静，形将自正，必静必清，无劳汝形，无摇汝精，乃可以长生。"本部功法仿白鹤仁立的动作。一脚独立，本不容易站稳，但又要求站稳。在这个过程中，自然而然地排除各种杂念，达到精神内守，清心定神，寿如仙鹤的目的。

功法:

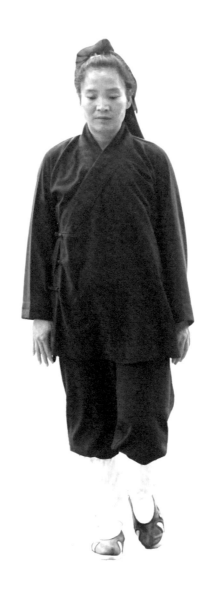

【7-1】两手左右分开，下垂至两腿外侧，掌心向后。

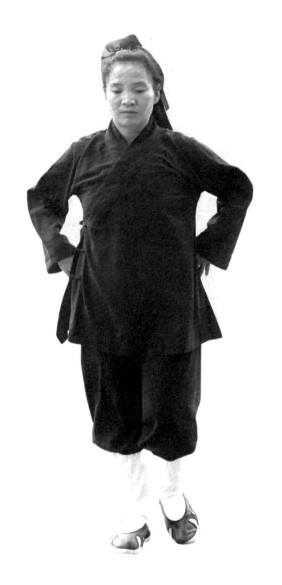

【7-2】右腿屈膝，左脚尖点地，脚跟稍提起，两手上提至背部两侧，掌心向上。

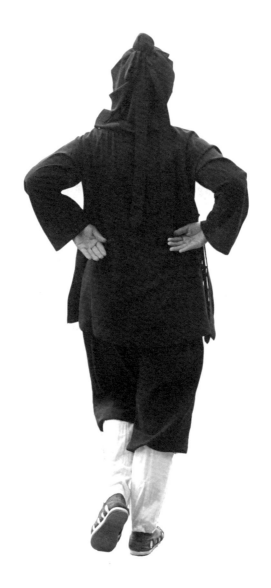

背面示意图

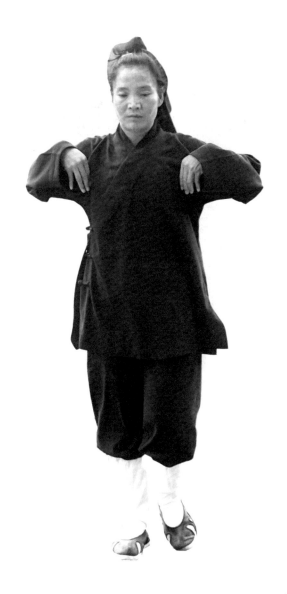

【7-3】双手继续上提至胸部两侧。移动过程中，掌心自然向下。

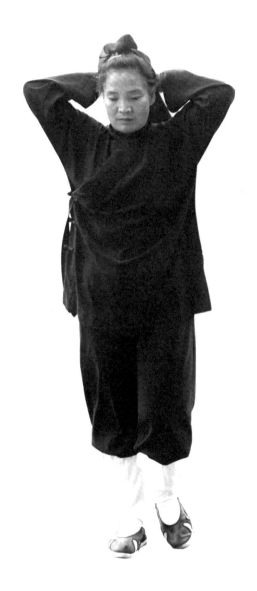

【7-4】双手沿左右肩前绕至脑后，两手背相靠，指尖向下。

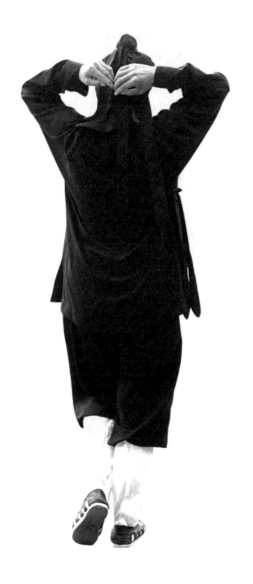

背面示意图

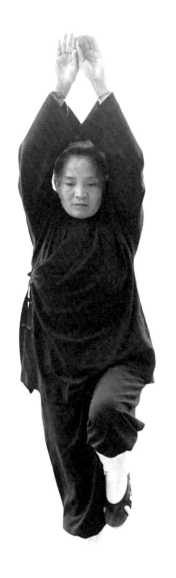

【7-5】双手从脑后向上过百会，手心朝下，手指向前，两手靠拢，同时左腿提起，右腿伸直，整个动作如白鹤独立。

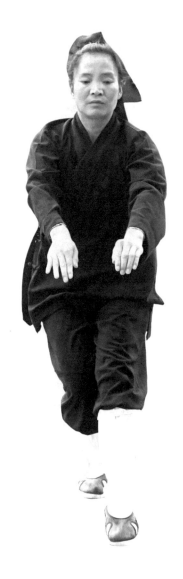

【7-6】左脚向前踏步，脚尖先着地，同时双手向前下落，动作如同白鹤漫步。

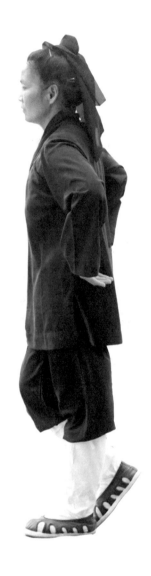

【7-7】双手继续下落至身体两侧，重心在左腿，右腿向前跟步，右脚向左脚靠拢，脚尖点地，屈膝，稍停。

双手动作与图 7-1 至图 7-7 相同，两腿交替向前踏步。左脚提起时，右脚独立；右脚提起时，左脚独立。如此重复多次，像白鹤踏波般自然行走。

收式：最后一次手脚不再向前，立定原位，双掌横于脐部，上下旋转一圈，覆于脐之上下。

第八部　鱼沉海底寿命长

功理：

　　鱼沉海底，存心养神。《丹经》云："夫天一生水，即太一之真气，人得一则生，失一则死。然人依气而生，人不见气；鱼依水而活，鱼不见水。人无气则死，鱼离水则亡。故仙人教人抱元守一者，即回光守中。守此真气，则可以延年也。用此法锻炼，则渐成不死之躯矣。"我们人身上有"四海"：心窝为"南海"，心窝之下为"东海"，中间黄庭是"黄海"，脐下气海为"北海"。人身上的四个"海"和人身上的气，彼此都是相通的。本功法没有太大的动作，它模仿鱼自由自在，不费力气地慢慢上浮，又慢悠悠地下沉的姿态，从"北海"慢慢上浮到"黄海"，经"东海"，再慢慢上浮到"南海"海面，又慢慢下沉，经"东海""黄海"到"北海"海底，也就是沿中脉上下浮沉。神思始终在四个大海里上来下去，最后沉于北海底。此时，虚元静寂，抱元守一，气与神交，神与气和，可得枯木回春，返老还童，长生之道。

功法：

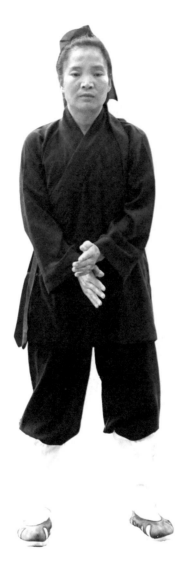

【8-1】上游：两手交叉，手腕上下相靠，指尖向前，置于腹前。

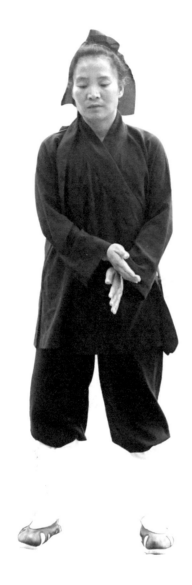

【8-2】手掌像鱼尾般左右摆动几下（图 8-2、8-3）。

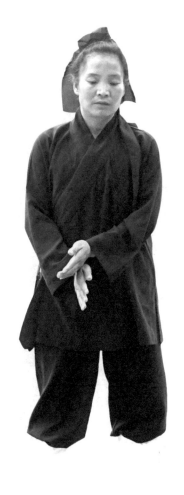

【8-3】

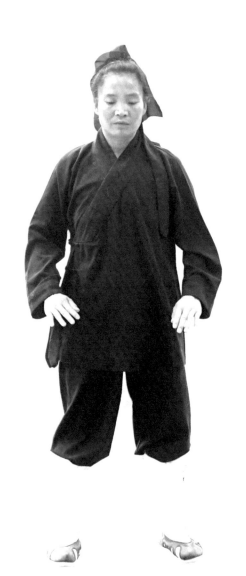

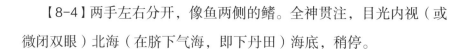

【8-4】两手左右分开，像鱼两侧的鳍。全神贯注，目光内视（或微闭双眼）北海（在脐下气海，即下丹田）海底，稍停。

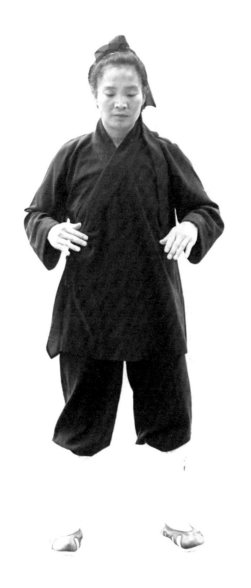

【8-5】两手慢慢地、轻轻地向上扇动，意想有一条鱼，随双手的引导，从北海海底开始慢慢向上游动。双手继续由下向上缓慢扇动，引导鱼由北海缓缓地游上黄海，稍停。

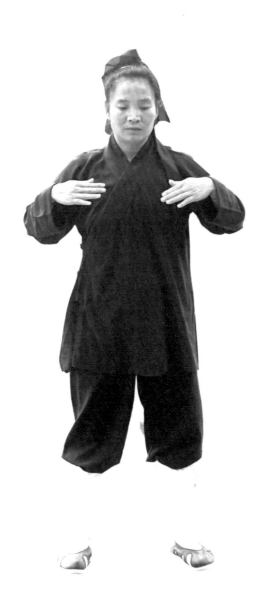

【8-6】两掌轻轻地左右扇动，引导鱼由黄海缓缓上游至南海海面，
与双乳齐平。此时，精神专一，神光内守南海海面，稍停。

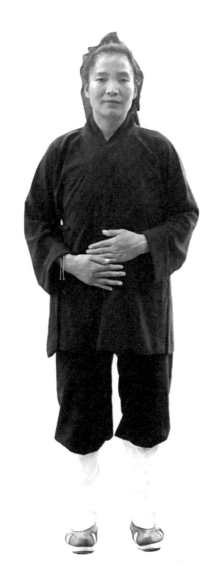

【8-7】如此反复上下游走，最后由"南海"下游至"黄海"，稍停，收功。

下沉：双手轻轻扇动，引导鱼从南海海面慢慢下沉，经黄海，再慢慢下沉到北海，直至北海海底，稍停（如图8-6、8-5、8-4）。

如此反复上浮下沉，不计次数，越慢越轻越好。

收式：上浮下沉重复多次后，当鱼沉至北海海底时，双腕交叉如鱼尾，左右摆动几次（如图8-1、8-2、8-3）。最后，横掌，掌心向内，上下转动几次，左手劳宫按黄海，右手劳宫按北海（图8-7），心神合一，凝视北海海底，久久便入静功之路！

后 记

　　余有志于授功著书《八部金刚功》和《八部长寿功》四十载，将余传功讲授之内容加以系统整理，尚有不少学员为本书奔走操劳，才使此书印刷成册，了却吾多年心愿。趁此书稿付梓之际，对给予帮助的诸君及学员的热心支持，深表谢意。

　　余虽修炼有年，毕竟水平有限，望社会贤达人士赐以高见，以利此书的修改、充实，幸甚！自余出山以来，承蒙广大学员支持，仅传授金刚长寿功及道家内丹静功，著有本书及《炁体源流》《米晶子济世良方》，除此之外，并未传授其他功法，也无其他书籍出版，特此说明。

米晶子

壬辰年壬子月